Dr. Stefan Siebrecht

Natürlich immun – die körpereigene Krankheitsabwehr stärken

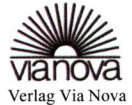

vianova

Verlag Via Nova

DR. STEFAN SIEBRECHT

NATÜRLICH IMMUN

DIE KÖRPEREIGENE KRANKHEITSABWEHR STÄRKEN

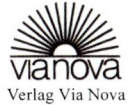

Verlag Via Nova

Ein Wort an die Leser und Leserinnen:
Dieses Buch soll dem Leser eine Hilfe zur Selbsthilfe geben. Es vermittelt eine Vielzahl sorgfältig recherchierter und erarbeiteter Informationen. Eine Garantie kann jedoch nicht übernommen werden. Die in diesem Buch enthaltenen Informationen und Empfehlungen stellen keinen Ersatz für eine ärztliche, psychiatrische oder psychotherapeutische Behandlung dar. Jede Anwendung der auf den folgenden Seiten dargestellten Informationen und Empfehlungen erfolgt im alleinigen Ermessen und der alleinigen Verantwortung des Lesers. Weder der Autor noch der Verlag haften für etwaige Schäden, die vermeintlich direkt oder indirekt aus der Anwendung der im vorliegenden Buch enthaltenen Informationen entstanden sind.

1. Auflage 2021
Verlag Via Nova, Alte Landstr. 12, 36100 Petersberg
Telefon: (06 61) 6 29 73
Fax: (06 61) 96 79 560
E-Mail: info@verlag-vianova.de
Internet: www.verlag-vianova.de
Bilder: www.shutterstock.com
Umschlaggestaltung: Guter Punkt, München
Satz: Sebastian Carl, Amerang
Druck und Verarbeitung: Appel und Klinger, 96277 Schneckenlohe

ISBN 978-3-86616-508-3

Inhalt

Einleitung

Das Jahr 2020 wird uns wohl ewig in Erinnerung bleiben. Las man morgens die Zeitung, drehte sich fast alles um das Coronavirus. Abends in den Nachrichten war es nicht anders. SARS-CoV-2, wie die Wissenschaftler das Virus nennen, dominierte bis zum Dezember 2020, als dieses Buch fertiggestellt wurde, unser Leben. In diesem Sachbuch geht es jedoch nicht um Kontaktbeschränkung, Mund-Nasen-Schutz und auch nicht um Impfungen. Es geht um Ihr Immunsystem! Das wurde in den Tageszeitungen und Fernsehsendern im Jahr 2020 geradezu stiefmütterlich behandelt.

Das Buch möchte eine gute, frohe Botschaft verbreiten: Sie selbst können durch eine schlagkräftige Abwehr enorm viel dazu beitragen, dass Sie gesund bleiben. „Ich habe seit 40 Jahren an keiner Grippewelle teilgenommen", sagte der bekannte Naturarzt Rüdiger Dahlke dieses Jahr in einem Interview. Er führt dies eindeutig auf seine Ernährungs- und Lebensweise zurück.

Ein gut funktionierendes Immunsystem ist ein wesentlicher Schlüssel zu unserer Gesundheit. Aus naturheilkundlicher Sicht sind es nicht Viren, Bakterien oder Parasiten, die krank machen. Ursache ist ein schwaches Immunsystem, das nicht mehr in der Lage ist, uns vor Krankheitserregern zu schützen.

Man muss kein Hellseher sein, um zu erahnen, dass auf COVID-19 andere Pandemien folgen werden. Dazwischen werden wir es auch immer wieder einmal mit einer Vogel- oder Schweinegrippe zu tun haben. Blicken wir in der Menschheitsgeschichte zurück, so hat es offensichtlich keine Pandemie geschafft, die Menschheit auszurotten. Unsere Vorfahren haben Pest, Lepra, Pocken, Cholera, Tuberkulose und andere Seuchen überlebt. Die Frage ist: Warum sterben die einen an Infektionen und warum überleben die anderen? Der Mediziner, Chemiker und Pharmazeut Antoine Béchamp hat darauf eine logische Antwort gefunden: „Die Mikrobe ist nichts, das Milieu ist alles."

Mit Milieu ist hier die Umgebung der Bakterien und Viren in uns gemeint. Wie sieht es in unserer Innenwelt aus? Sind unsere Schleimhäute intakt? Sind wir mit allen wichtigen Vitaminen, Mineralstoffen und Spurenelementen versorgt, die unser Immunsystem benötigt? Ernähren wir uns gut? Haben wir ausreichend Bewegung? Bekommt unsere Lunge genügend Sauerstoff? Ist unser Schlaf erholsam? Ist unsere Darmflora in Ordnung? Um solche elementaren Fragen sollten wir uns kümmern.

Antoine Béchamp war im 19. Jahrhundert ein Zeitgenosse von Luis Pasteur. Dieser sah in den Mikroben wiederum Feinde, die es zu bekämpfen gilt. Hier treffen zwei Weltanschauungen aufeinander. Béchamp stand mit seiner Ansicht jedoch nicht allein da. Von Dr. Rudolf Virchow ist folgendes Zitat überliefert: „Könnte ich mein Leben noch einmal leben, würde ich mich dem Beweis widmen, dass Keime nur krankes Gewebe als ihr natürliches Umfeld aufsuchen, anstatt es zu verursachen. Vergleichbar mit Moskitos, die stehende Gewässer aufsuchen, Wasser aber nicht in solche verwandeln."

Im 19. Jahrhundert lebte in München ein bemerkenswerter Arzt: Prof. Dr. Max von Pettenkofer. Er studierte an der altehrwürdigen Ludwig-Maximilians-Universität Chemie, Pharmazie und Medizin. Mit neunundzwanzig Jahren war er der erste deutsche Professor für Hygiene und der erste Lehrstuhlinhaber dieses Fachs. Er sorgte dafür, dass München um 1850 ein vernünftiges Abwassersystem bekam. Pettenkofer steht für die Erkenntnis, dass Umweltfaktoren einen entscheidenden Einfluss auf den Ausbruch von Krankheiten haben. Als Robert Koch das Cholera-Bakterium entdeckte, wollte Pettenkofer nicht anerkennen, dass pathogene Keime die einzige Krankheitsursache sein sollten.

Um zu beweisen, dass Bakterien nicht die alleinige Ursache von Seuchen sind, machte Pettenkofer einen heroischen Selbstversuch. Er trank ein Glas Wasser mit Cholerabakterien. Professor Pettenkofer bekam zwar Durchfall, aber ernsthaft krank wurde er nicht. Die Mikrobe ist nichts, das Milieu ist alles!

Albert Schweitzer kennt in Deutschland jedes Kind. Nach ihm sind Schulen und Straßen benannt. Albert Schweitzer war Theologe, Philosoph, Musiker, Pazifist, Vegetarier und Arzt. Mit dem Geld, das er 1953 für den Friedensnobelpreis erhielt, gründete er im afrikanischen Gabun, im Dorf Lambarene, eine Klinik und dort in der Nähe ein Lepradorf.

Über zwanzig Jahre lang behandelte er dort viele hundert Menschen, die an Lepra, Tuberkulose und anderen Infektionskrankheiten litten. Angesteckt hat er sich nie. Die Mikrobe ist nichts, das Milieu ist alles! 1965 starb Albert Schweitzer in Lambarene im hohen Alter von neunzig Jahren.

Das Wort *immun* stammt vom lateinischen Begriff *immunis* ab und steht für unberührt, rein oder frei. Frei oder unberührt – im Sinne von Krankheit. Natürlich ist kein Mensch frei von Bakterien und Viren. Wir tragen sogar mehr Bakterien in uns als menschliche Zellen. Selbstverständlich gibt es in uns auch gute, nützliche Bakterien. Forscher sprechen vom Mikrobiom und meinen damit die Gesamtheit der Mikroben auf der Haut, auf den Schleimhäuten, im Darm und an weiteren Stellen im Körper. Aufgabe des Immunsystems ist es, krank machende Keime in Schach zu halten und, wenn es sein muss, sie auch zu zerstören. Dafür verfügt unser Körper über ein komplexes Netzwerk aus verschiedenen Organen, Zelltypen und Molekülen.

Unser Immunsystem ist nicht ein einzelnes Organ wie andere Körperorgane, sondern ein sehr komplexes System von Barrieren, Zellen und chemischen Stoffen, die alle zusammenwirken, um unsere Gesundheit zu schützen. Unser Körper und unsere Gesundheit sind ständigen Bedrohungen und Angriffen ausgesetzt. Unser Immunsystem soll uns davor schützen. Doch unsere Körperabwehr bekommen wir nur teilweise bei der Geburt geschenkt. Den Rest des Immunsystems müssen wir selbst aufbauen durch Training und den Kampf gegen potenzielle Krankheitserreger. Dadurch wird unser Immunsystem immer besser und leistungsfähiger – getreu dem Motto: „Was mich nicht umbringt, macht mich nur noch stärker." Ein Immunsystem, das nicht trainiert wird, zum Beispiel infolge übermäßiger Hygiene, schläft ein und verlernt, angemessen zu reagieren. Es kann dann nicht immer fehlerfrei funktionieren. Die Folge können schwere Infekte sein. Daher ist es gut, das Immunsystem ständig wach zu halten und zu trainieren.

Aufbau des Immunsystems

Zum Immunsystem gehören verschiedene Organe und einzelne Zellen sowie viele Botenstoffe, Antikörper, Immunglobuline und chemische Toxine.

Haut und Schleimhäute	Unsere Haut und die Schleimhäute in Nase, Rachen, Augen und Darm sind die Eintrittspforten für Erreger und stellen die erste Barriere dar. Hier finden aber auch bereits erste Abwehrreaktionen statt.
Lymphknoten und Lymphbahnen	Lymphknoten und Lymphbahnen sind Sammelstellen und Transportwege für Abwehrzellen, die Antikörper bilden (B-Zellen).
Milz	Die Milz speichert Abwehrzellen.

Knochenmark	Das Knochenmark bildet die meisten Vorstufen und einige reife Abwehrzellen.
Thymusdrüse	Hier reifen einige Abwehrzellen (T-Zellen) vollständig aus.
Mandeln	Die Mandeln enthalten ebenfalls Abwehrzellen, die Antikörper bilden können.
Zelluläre Abwehr	Dazu gehören weiße Blutzellen wie Granulozyten, Monozyten, Makrophagen, B-Zellen und T-Zellen (Lymphozyten).

Wie Sie den größten Nutzen aus diesem Buch ziehen

Dieser Ratgeber gliedert sich in drei Teile. In den ersten Kapiteln geht es um die Vitalstoffe, die Ihr Immunsystem benötigt, um überhaupt funktionsfähig zu sein. Diese Mikronährstoffe sind essenziell. Man kann auch sagen, dass sie „lebensnotwendig" sind. Ohne bestimmte Vitamine, Mineralstoffe und ohne Eiweiß kann Ihr Körper nicht adäquat auf pathogene Bakterien und Viren reagieren. Eine Kette ist immer nur so stark wie das schwächste Glied. Fehlt Ihrem Körper beispielsweise Zink, können rund dreihundert Enzyme im Körper nicht richtig funktionieren. Das hat auch nachteilige Folgen für Ihr Immunsystem. Sie sollten mit allen Vitalstoffen gut versorgt sein, die für das Immunsystem relevant sind. Ohne Ausnahme.

Anders verhält es sich mit dem mittleren Teil des Buches. Dort geht es um Hausmittel und um spezielle Heilpflanzen, die das Immunsystem verbessern. Nachweislich gibt es auch etliche Kräuter, die antiviral und antibakteriell wirken. Betrachten Sie den Mittelteil des Buches als eine Art von Büffet. Picken Sie sich die Heilpflanzen heraus, von denen Sie sich angesprochen fühlen. Bestücken Sie Ihre

Hausapotheke damit für den Fall, dass Sie sich eine Infektion einfangen.

Das abschließende Kapitel ist sehr ausführlich. Es geht darin um die Darmgesundheit. Sie ist in diesem Zusammenhang extrem wichtig, denn 70 Prozent bis 80 Prozent unserer Abwehrkräfte liegen im Darm.

Auf COVID-19 wird in diesem Buch nur vereinzelt eingegangen. Dieser Ratgeber enthält Hinweise und Tipps, die auch in zukünftigen Generationen noch Gültigkeit haben. Wenn Ihre Enkel das Buch in fünfzig Jahren lesen, wird der allergrößte Teil der Inhalte immer noch aktuell sein. Naturgesetze ändern sich nicht.

Bleiben Sie natürlich immun!

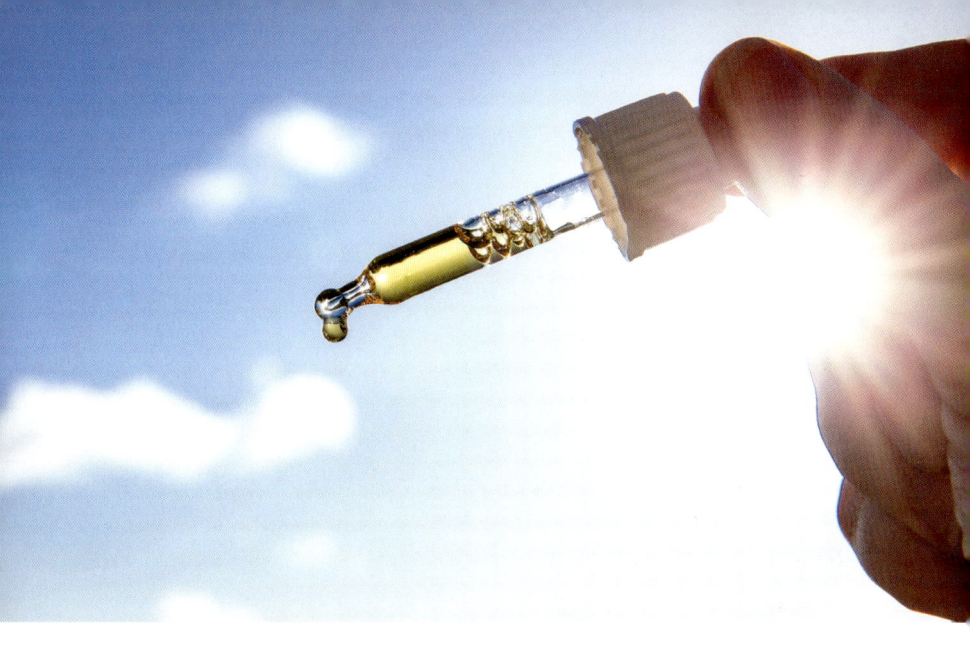

Vitamin D$_3$ – der Immunregulator

Vitamin D ist ein Allroundtalent. Das „Sonnenvitamin" oder „Supervitamin", wie es auch genannt wird, ist ein Schlüsselfaktor für die Vorbeugung und Therapie von Zivilisationskrankheiten. Laut Experten sind gerade in den Wintermonaten bis zu 90 Prozent der Bevölkerung unterversorgt.

Therapien im antiken Griechenland zur Zeit von Hippokrates (460 v. Chr. - 370 v. Chr.) waren einfach und doch sehr wirkungsvoll. Um kranke Menschen wieder gesunden zu lassen, nutzte man Kräuter, Wasseranwendungen, Aderlässe, Schlaf und die Heliotherapie, das sogenannte „Sonnenbad".

Die neuesten Forschungen der vergangenen zehn Jahre zeigen, dass Sonnenlicht und das dadurch gebildete Vitamin D$_3$ eminent wichtig für unsere Gesundheit sind. Wir kennen es aus eigener Erfahrung. In den Wintermonaten ist nicht nur das Wetter getrübt, sondern auch unsere Gedanken. Wir fühlen uns in der Regel nicht so gut wie im Sommer und sind anfälliger für Krankheiten aller Art. Grippewellen treten vor allem in der dunkleren Jahreszeit auf, wenn der Vitamin-D-Spiegel im Blut am geringsten ist.

Bis vor zwei Jahrzehnten dachte man, Vitamin D_3 sei lediglich für starke Knochen wichtig. Mancher Leser wird sich vielleicht daran erinnern, dass er als Kind Lebertran zum Schutz vor Rachitis einnehmen musste. Heute ist die Wissenschaft weiter: Man weiß, dass Vitamin D_3 eine Vielzahl von Stoffwechselvorgängen optimiert.

Dazu der Autor Jeff T. Bowles: „Ich habe alle 52.000 wissenschaftlichen Artikel und Studien über Vitamin D_3 in der *PubMed*-Datenbank gelesen oder überflogen. (Anm. des Autors: Mittlerweile sind es bereits über 88.000.) Ich konnte feststellen, dass ein Mangel an Vitamin D_3 mit fast jeder der Menschheit bekannten Krankheit in Zusammenhang steht."

Schade, dass den Ärzten heute meist die Zeit fehlt, um Studien zu lesen. Oder hat Ihr Arzt Ihnen schon empfohlen, Vitamin D_3 zu nehmen, wenn Sie an Bluthochdruck, Allergien, Rheuma, Arthritis, Diabetes, Herzerkrankungen, Reizdarm, Makuladegeneration, Parkinson, MS, Alzheimer, Abwehrschwäche oder Krebs leiden? Dabei ist das Supervitamin sehr preiswert. Eine Tagesdosis kostet nur zwischen 6 Cent und 30 Cent. Im Sommer bekommen wir von der Sonne das Vitamin D_3 gratis durch ein Sonnenbad von rund zehn Minuten. Günstiger ist Gesundheit nicht zu haben.

Eine internationale Expertengruppe hat errechnet, dass bei ausreichender Vitamin-D-Versorgung allein in Europa jährlich 187 Milliarden Euro im Gesundheitswesen eingespart werden könnten.

Wissenswertes über Vitamin D

Vitamine sind dadurch gekennzeichnet, dass unser Körper sie nicht selbst herstellen kann. Wir müssen Vitamine täglich mit der Nahrung zu uns nehmen. Genau genommen ist D_3 kein Vitamin, denn in den Sommermonaten kann es unser Körper in der Haut aus Cholesterin und Sonnenlicht selbst synthetisieren.

Von Oktober bis April wird in unseren Breitengraden in der Haut aber so gut wie kein Vitamin D gebildet. Wir müssen den Gesundheitsfaktor D_3 dann über die Nahrung oder als Ergänzungsmittel zu uns nehmen.

Geringe Mengen an Vitamin D finden wir in tierischen Fetten wie Fisch, Eiern oder Milchprodukten. Etwas höhere Mengen finden sich in Pilzen. Experten wie der Ernährungswissenschaftler Dr. Nicolai Worm berichten, dass unsere Ernährung nur 10 Prozent des Bedarfs an Vitamin D deckt. Sie gehen auch davon aus, dass bei uns rund 80 Prozent bis 90 Prozent der Bevölkerung mit Vitamin D unterversorgt sind.

In vielen Köpfen ist abgespeichert: Vitamin D reguliert den Calciumhaushalt und ist daher wichtig für starke Knochen. Das ist so weit richtig. Doch in den vergangenen Jahren hat man entdeckt, dass neben den Knochenzellen noch 36 weitere Gewebearten Rezeptoren für Vitamin D haben. Darunter sind Nieren, Leber, Dünn- und Dickdarm, Muskeln, Nerven, Haut, Brustdrüsen, Eierstöcke, Prostata und unsere Immunzellen. Rezeptoren sind wichtig, um Substanzen in die Zellen zu schleusen. Wenn also auf fast allen unseren Zellen Rezeptoren für Vitamin D vorhanden sind, bedeutet dies: Nahezu jede Zelle benötigt Vitamin D.

Das Bekenntnis eines Arztes

Dr. med. Raimund von Helden hat über seine Erfolge mit der Vitamin-D-Therapie ein Buch mit dem Titel *Gesund in sieben Tagen* geschrieben. Auf den ersten Seiten berichtet er, was ihn angetrieben hat, diesen Bestseller zu verfassen: „Bereits zwanzig Jahre hatte ich als Arzt gearbeitet, als ich 2005 erstmalig den Vitamin-D-Gehalt im Blut einer Patientin bestimmen ließ. Der Wert lag unterhalb der Messbarkeitsschwelle von 7 ng/ml.

Mich quälte ein schlechtes Gewissen, weil ich bis dahin dieser Patientin die richtige Behandlung schuldig geblieben bin, obwohl Vitamin D zu geringen Preisen verfügbar war. Es verging danach kaum ein Tag, an dem ich nicht weitere Patienten mit einem starken Defizit entdeckte. Vitamin-D-Mangel erwies sich als ein Massenphänomen. Es ist der häufigste pathologische Laborwert in Deutschland, ebenso wie in anderen Industrieländern. Es ist erschütternd, dass diese Tatsache in der praktizierten Medizin bislang unberücksichtigt blieb, obwohl die wissenschaftlichen Erkenntnisse klar und eindeutig sind ...

Beim Erreichen eines optimalen Vitamin-D-Spiegels stellten sich unglaubliche Heilungserfolge ein: Allergien gegen Nüsse, Äpfel und Tierhaare verschwanden, Migräne ging zurück, Schwindelanfälle mit Hörstörungen blieben aus, chronische Rückenschmerzen verflüchtigten sich, die Stimmung der Patienten verbesserte sich, Wadenkrämpfe blieben ebenso aus wie Sonnenallergie und jahrelange Mattigkeit. Chronische Müdigkeit und Depressionen konnten in vielen Fällen schon nach einer Woche gebessert werden. Bei Knochenschmerzen dauerte die Heilung allerdings länger, mitunter einige Monate. Die Vitamin-D-Therapie ist preiswert, einfach und risikofrei."

Ergänzend fügt Dr. Worm hinzu: „Außer einer besseren Laune fand man keinerlei Nebenwirkungen."

Das Sonnenvitamin

Über viele Jahre wurde uns eingeredet, dass die Sonne ein gefährlicher Stern sei. „Auf keinen Fall ungeschützt in die Sonne", war die Devise der Hautärzte. Natürlich sollte man einen Sonnenbrand vermeiden, denn es entstehen dabei freie Radikale und die Haut wird nachhaltig geschädigt.

Um die Vitamin-D-Produktion der Haut anzuregen, genügt ein Sonnenbad von rund zehn bis zwanzig Minuten. Dabei produziert Ihr Körper 10.000 bis 20.000 I.E. (Internationale Einheiten) Vitamin D. Die Synthese ist jedoch stark altersabhängig. In jungen Jahren funktioniert sie noch wesentlich besser. Wenn Sie im Sommer regelmäßig unbekleidet und ohne Sonnenschutz für wenige Minuten im Freien sind, reicht der Vorrat an Vitamin D bis etwa Oktober. Es gibt etliche Faktoren, die den Bedarf an Vitamin D erhöhen: das Tragen verhüllender Kleidung, der überwiegende Aufenthalt in geschlossenen Räumen, eine dunkle Hautfarbe und die Verwendung von Sonnenschutzmitteln (Lichtschutzfaktor 14 und höher).

Darüber hinaus gibt es noch zwei Risikogruppen: Übergewichtige und Senioren. Bei adipösen Menschen ist trotz größerer Hautoberfläche nach Sonnenbestrahlung deutlich weniger Vitamin D im Blut nachzuweisen als bei schlanken Menschen, denn das Sonnenvitamin wird vermehrt im Fettgewebe gespeichert und steht somit nicht mehr für Knochenaufbau und Zellgesundheit zur Verfügung. Der Vitamin-D-Bedarf übergewichtiger Menschen ist daher zwei bis drei Mal höher.

Bei älteren Menschen ist die Fähigkeit zur Vitamin-D-Synthese in der Haut im Vergleich zu einem zwanzigjährigen Menschen auf etwa ein Drittel reduziert.

Vitamin D schützt vor Krebs

Die Forschung der letzten Jahre hat klar belegt: Je besser die Vitamin-D-Versorgung ist, desto geringer ist das Risiko für die Entstehung von Krebs.

In den 1980er Jahren entdeckten die Forscher Cedric und Frank Garland von der Universität Baltimore einen spannenden Zusammenhang. In nördlichen Breitengraden mit geringer UV-B-Strahlung häuften sich bestimmte Krebsarten. Konnte es sein, dass niedrige Vitamin-D-Spiegel im Blut eine Ursache für die Entstehung von Krebs waren? Nachdem sie bei 26.000 Menschen den Vitamin-D-Status überprüften, bestätigte sich ihre Vermutung: je geringer der Vitamin-D-Spiegel im Blut, desto höher das Risiko für Krebs. Inzwischen hat ein gutes Dutzend Studien die Forschungen der Garlands bestätigt.

Die LURIC-Studie konnte das sogar recht genau verifizieren: Pro Anstieg des Vitamin-D-Spiegels um 10 ng/ml sank das Krebsrisiko um 34 Prozent. Die Wirkungsweise ist inzwischen auch kein Geheimnis mehr. Sie setzt auf mehreren Ebenen an:

Vitamin D
- aktiviert Killerzellen, die Krebszellen angreifen
- aktiviert Gene, die die DNA reparieren
- hemmt die Bildung von Metastasen
- steigert die Fähigkeit zur Apoptose, also den programmierten Tod von Krebszellen
- hemmt die Anlage neuer Blutgefäße (Angiogenese); wird der Tumor über Blutgefäße nicht mehr versorgt, stirbt er
- ist ein wirksamer Gegenspieler des Hormons Östrogen, das im Übermaß Brustkrebs begünstigt

Natürlich immun

Man kann es nicht oft genug betonen: Vitamin D schützt nicht nur vor Krebs, sondern auch vor nahezu allen anderen Zivilisationskrankheiten wie Diabetes, Multipler Sklerose, Parkinson, Alzheimer, Herzinfarkt, Allergien und so weiter. Nicolai Worm geht in seinem Buch *Heilkraft D* ausführlich darauf ein.

Vitamin D$_3$ für Ihre Abwehrkräfte

Für unsere Abwehrkräfte ist Vitamin D$_3$ unverzichtbar. Das menschliche Immunsystem besteht aus zwei Komponenten, die Hand in Hand arbeiten, um Krankheitserreger abzuwehren: das angeborene und das erworbene Immunsystem. Letzteres wird auch als das spezifische oder adaptive Immunsystem bezeichnet. Für beide Komponenten wird Vitamin D benötigt. Wie bedeutend Vitamin D für unsere Abwehrkräfte ist, erkennt man schon daran, dass jede Immunzelle an ihrer Oberfläche Rezeptoren für D$_3$ besitzt. Dies ermöglicht auch die Kommunikation zwischen den einzelnen Immunzellen. Je besser sie funktioniert, umso schlagkräftiger ist unsere Abwehr.

Zum angeborenen Immunsystem gehören die Haut, die Schleimhäute und die weißen Blutkörperchen. Leukozyten, Phagozyten, Makrophagen und Fresszellen sind Begriffe, die Sie sicher schon gelesen haben. Für die Reifung und für die Aktivität dieser Zellen ist immer auch Vitamin D$_3$ notwendig. Der wohl bekannteste Vitamin-D-Forscher ist der amerikanische Professor Michael F. Holick. Er fand heraus, dass Vitamin D über 290 Gene in den weißen Blutkörperchen aktiviert. Man kann Vitamin D somit ohne Übertreibung als „Dirigent des Immunorchesters" bezeichnen. Stellen Sie sich ein großes Symphonieorchester ohne einen Dirigenten vor. Würde das funktionieren?

Das erworbene adaptive Immunsystem ist mit unserem Langzeitgedächtnis vergleichbar. Es sorgt dafür, dass wir die meisten Infektionskrankheiten wie Masern, Mumps oder Röteln nur einmal bekommen. Zu dieser Säule unserer Immunabwehr gehören B-Lymphozyten, T-Lymphozyten, T-Gedächtniszellen, T-Helferzellen und spezifische Botenstoffe (Zytokine). Auch bei all diesen Zellen wird Vitamin D für die Aktivierung und Regulierung benötigt.

Vitamin D$_3$ und COVID-19

Vereinzelt hat man in Zeitungen bereits gelesen, dass Vitamin D$_3$ auch vor dem aktuellen Coronavirus schützt. Das wurde nun im Rahmen einer Metastudie bestätigt. Das Team um den Ernährungsmediziner Prof. Dr. Hans Konrad Biesalski von der Universität Hohenheim hat 30 Studien mit 53.000 COVID-19-Patienten ausgewertet. Dabei kommen die Forscher zu der Erkenntnis, dass das Risiko einer schweren Erkrankung mit niedrigen Vitamin-D-Werten im Blut deutlich zunimmt. Die Ergebnisse der Studie wurden im Fachblatt *NSF Journal* veröffentlicht. Die Forscher weisen auch auf die generelle Bedeutung von Vitamin D$_3$ hin.

Risikofaktoren für COVID-19-Erkrankungen sind unter anderem Diabetes, Bluthochdruck, Herz-Kreislauf-Erkrankungen und starkes Übergewicht. Ein Mangel an Vitamin D verschiebt laut der oben genannten Metastudie das Gleichgewicht zwischen pro- und antientzündlichen Prozessen. Bei einer Unterversorgung mit Vitamin D nehmen proentzündliche Zytokine stark zu. Daher ergeht die ganz klare Empfehlung, den Vitamin-D-Spiegel unbedingt im Auge zu behalten.

Nebenbei bemerkt: Finnland hat in ganz Europa die niedrigsten Fallzahlen von COVID-19 und die wenigsten Todesfälle durch das

Virus. Bis zum 19. November 2020 gab es in Finnland laut Johns Hopkins Universität nur 374 Todesfälle im Zusammenhang mit COVID-19. Könnte es vielleicht daran liegen, dass in Finnland die Milchprodukte mit Vitamin D angereichert werden?

Wie erreichen Sie einen guten Vitamin-D-Status?

Wenn Sie Ihren Vitamin-D_3-Spiegel im Blut messen lassen, ist der 25-OH-Vitamin-D_3-Wert von entscheidender Bedeutung. Diesen Wert kann heute jeder Hausarzt bestimmen. Es macht Sinn, ihn im Winter messen zu lassen, um eine Unterversorgung zu erkennen.

Experten treffen folgende Einteilung:
- unter 10 ng/ml: schwerer Mangel, die Entstehung aller möglichen Erkrankungen wird begünstigt
- unter 20 ng/ml: immer noch ein relevanter Mangel
- zwischen 30 ng/ml und 60 ng/ml: ausreichende Versorgung, aber nicht wirklich gut
- zwischen 60 ng/ml und 90 ng/ml: gute bis sehr gute Versorgung
- über 90 ng/ml: übermäßige Versorgung
- ab 150 ng/ml: Vitamin-D-Intoxikation, also eine Vergiftung, die mit üblichen Dosierungen aber kaum zu erreichen ist

Wir sollten demnach vernünftigerweise Werte zwischen 60 ng/ml und 90 ng/ml anstreben, wenn wir gesund bleiben möchten. Im Sommer ist das unter den beschriebenen Voraussetzungen möglich. Von Oktober bis April ist laut Experten in unseren Breitengraden die Einnahme eines D-3-Produktes mit guter Bioverfügbarkeit empfehlenswert. Eine sinnvolle Einnahme in den Wintermonaten liegt bei etwa 4.000 I.E. bis 6.000 I.E. pro Tag. Liegt der gemessene 25-OH-Spiegel nur bei 30 ng/ml oder darunter, muss man zunächst für eine gewisse Zeit mit über 10.000 I.E. höher dosieren. Wenn Ihnen das zu hoch vorkommt, sollten Sie bedenken, dass ein erwachsener Mensch diese Menge im Sommer durch ein zehn- bis zwanzigminütiges Sonnenbad selbst synthetisieren kann.

Fazit

Vitamin D ist zur optimalen Funktion des Immunsystems absolut notwendig. Eine Vitamin-D-Unterversorgung oder ein Mangel bremst täglich die Immunabwehr und verringert so den Schutz gegen bakterielle und virale Krankheitserreger. Der Vitamin-D-Spiegel sollte daher durchgehend (nicht nur in den Sommermonaten!) auf einem ausreichenden bis hohen Niveau gehalten werden, um gestärkt in die Grippesaison zu gehen. Eine gute bis sehr gute Vitamin-D-Versorgung kann außerdem dazu beitragen, Autoimmunerkrankungen teilweise zu verhindern oder deren Verlauf abzuschwächen.

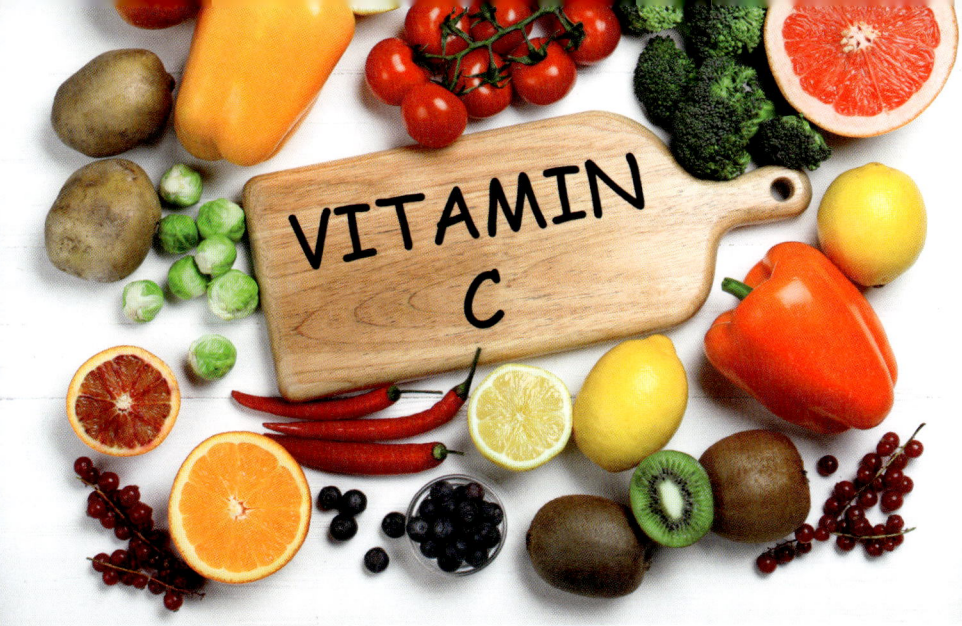

Vitamin C für ein besseres Immunsystem

Das mächtige Antioxidans ist wohl das berühmteste Vitamin der Welt. Durch dieses Vitamin wird vor allem unser Immunsystem erst richtig schlagkräftig. Doch das Meistervitamin hat noch viele weitere Aufgaben. Zahlreiche lebenswichtige Körperfunktionen sind vom Vitamin C abhängig. Auch die Gefäße werden durch Vitamin C elastischer, was sich positiv auf den Blutdruck und das Herz-Kreislauf-System auswirkt. Stress steigert den Bedarf deutlich. Ein Mangel schwächt die körpereigenen Abwehrkräfte und steigert das Risiko, dass Zellbausteine, Organe und unser Erbgut (DNA) geschädigt werden.

Historisches

Sowohl der Mensch als auch einige Säugetierarten können Vitamin C, auch Ascorbinsäure genannt, nicht synthetisieren. Man nimmt an, dass vor sechzig Millionen Jahren ein Vorgänger des Homo sapiens durch Genmutation die Fähigkeit verloren hat, das Enzym Gulonolactonoxydase herzustellen, das in der Leber zur Produktion von Vitamin C benötigt wird. Ohne diesen Erbschaden könnte der Mensch vermutlich täglich selbst etwa bis zu fünf Gramm Vitamin C im Körper bilden. Man vermutet, dass wir auf dem Wege der Evolution die Fähigkeit zur Vitamin-C-Synthese deswegen verloren haben, weil unsere Vorfahren über Wildkräuter und Früchte genügend Vitamin C zur Verfügung hatten. Jetzt haben wir den Salat: Wir sind täglich darauf angewiesen, das berühmte Vitamin mit der Nahrung aufzunehmen.

Welche gravierenden Auswirkungen ein dauerhafter Vitamin-C-Mangel haben kann, zeigte sich früher in Form der gefürchteten Seefahrerkrankheit Skorbut. Der portugiesische Seefahrer Vasco da Gama etwa verlor bei seiner Expedition von Lissabon nach Indien (1497 - 1499) hundert Mann seiner hundertsechzigköpfigen Besatzung. Da auf hoher See kein frisches Obst und Gemüse zur Verfügung standen, kam es mit der Zeit zu einem massiven Vitamin-C-Mangel. Die Symptome begannen mit bleierner Müdigkeit, dann fielen die Zähne aus, Wunden heilten schlecht ab, die Muskeln schmerzten und es kam letztlich zu inneren Blutungen. Skorbut gehörte damit zu den Hauptodesursachen bei Seeleuten. Doch so schrecklich die Mangelerkrankung damals auch gewesen sein mag – sie ebnete den Weg zur Entdeckung des Supervitamins.

Der schottische Schiffsarzt James Lind war der Erste, der 1752 in Versuchen herausfand, dass das Trinken von Zitronensaft Skorbut verhindern konnte. Lind wusste damals allerdings noch nicht, welcher Wirkstoff im Saft die entscheidende Rolle spielte. Erst 1920 gelang es dem ungarischen Mediziner Albert Szent-Györgyi, das gegen Skorbut wirksame Vitamin C – die Ascorbinsäure (lateinisch *acidum* = Säure und *ascorbium* = gegen Skorbut wirksam) – zu bestimmen. Er schaffte damit die Grundlage, den Vitalstoff künftig auch künstlich herzustellen. Ausgangspunkt ist dabei stets Glucose (Zucker), die über mehrere Syntheseschritte enzymatisch zu Ascorbinsäure umgewandelt wird. Szent-Györgyi erhielt dafür 1937 den Nobelpreis für Medizin.

Ein wichtiges Antioxidans

Antioxidantien verhindern oxidativen Stress im Körper, indem sie die übermäßige Bildung hochaktiver freier Radikale reduzieren. Letztere können Gewebeschäden verursachen, Alterungsprozesse beschleunigen und zu zahlreichen Zivilisationskrankheiten wie etwa Arteriosklerose oder Diabetes führen. Auch unser Erbgut, die DNA, wir durch Radikale nachhaltig geschädigt. „Unter den Radikalfängern ist das Vitamin C sicherlich der bekannteste Wirkstoff", schreibt Dr. Michaela Döll in ihrem Buch *Antiaging mit Antioxidantien*. Vitamin C kommt im Blut, in Körperflüssigkeiten und in allen Zellen vor, wo es selbst leicht oxidiert, um die Zellen und zahlreiche körpereigene Substanzen vor der Oxidation mit freien Radikalen zu schützen.

Im Zusammenhang mit Infektionskrankheiten ist es wichtig zu erwähnen, dass sie meist mit massiven Entzündungsprozessen und mit der Bildung freier Radikale einhergehen. Hier ist es wichtig, mit Antioxidantien wie Vitamin C, Polyphenolen, Kurkuma, Coenzym Q10 oder Astaxanthin gegenzusteuern. Das gilt vor allem dann, wenn es – wie bei den schweren Verläufen von COVID-19 – zu einem Zytokinsturm kommt. Die Regierung von Shanghai empfiehlt offiziell hochdosiertes intravenöses Vitamin C zur Behandlung von Coronapatienten. Je nach Schwere der Erkrankung soll die verabreichte Tagesdosis zwischen 50 Milligramm und 200 Milligramm pro Kilogramm Körpergewicht des Patienten betragen. Bei einem durchschnittlichen, 80 Kilogramm schweren Erwachsenen liegt die empfohlene Menge an Vitamin C somit zwischen vier Gramm und sechzehn Gramm pro Tag. Da man oral nicht mehr als drei Gramm pro Tag aufnehmen kann, ist im akuten Fall die intravenöse Gabe vorzuziehen.

Stärkung der Immunabwehr

Vitamin C kurbelt auf vielseitige Weise unser Immunsystem an. Das ist die bekannteste Wirkung des Tausendsassas. So regt es die Beweglichkeit und die Aktivität von weißen Blutkörperchen an, die Viren und Bakterien abtöten. Zusätzlich erhöht es die Vermehrung von Antikörpern, die für die Immunabwehr zuständig sind. Vitamin C unterstützt vor allem die angeborene Immunität. Das Supervitamin ist primär in der „Erstlinienabwehr" gegen Bakterien und Viren von Bedeutung. Vitamin C stimuliert auch die Vermehrung von T-Lymphozyten, die infizierte Zellen eliminieren können. Darüber hinaus beseitigt Vitamin C freie Radikale, die während Entzündungsreaktionen bei Infektionen auftreten.

Bester Beweis dafür, dass die Abwehrkräfte Vitamin C brauchen: Bei akuten Infektionen kommt es zu einem Abfall des Vitamin-C-Spiegels im Blut um bis zu 50 Prozent. „Zu Beginn einer Virusinfektion sinkt die Vitamin-C-Konzentration sogar bis an die Skorbutgrenze", heißt es in einem Artikel zu dem Supervitamin in der Zeitschrift *Natur & Heilen* vom September 2019. Erhält der Körper dann zusätzlich Vitamin C, kann die beginnende Grippe oder Erkältung in den meisten Fällen abgefangen werden. Hier hat sich insbesondere die gemeinsame Einnahme mit Zink bewährt, das für das Immunsystem ebenfalls von großer Bedeutung ist.

Natur versus Biochemie

Vitamin C ist nicht gleich Vitamin C. Natürlicherweise kommt es in pflanzlichen Lebensmitteln vor. Das reicht aber kaum, um auf vernünftige Mengen zu kommen, es sei denn, man bezieht Früchte wie Acerola oder Camu-Camu in seine Ernährung ein.

Die bekannteste Form von Vitamin C ist Ascorbinsäure. Das kristalline, synthetisch hergestellte Pulver ist billig, kann in höherer Dosierung aber aufgrund seiner sauren Eigenschaften auf den Magen schlagen. Außerdem sollte man nicht vergessen, den Mund mit Wasser zu spülen, nachdem man Ascorbinsäure-Pulver eingenommen hat, da die Säure den Zahnschmelz angreifen kann. Darüber hinaus muss der Körper zum Abpuffern der Säure eigene Mineralstoffe zur Verfügung stellen, was auf Dauer zu einer Entmineralisierung der Knochen und Zähne führen kann.

Besser verträglich ist das sogenannte gepufferte Vitamin C. Das beste biochemisch hergestellte Vitamin C für den menschlichen Organismus ist das sogenannte Ester-C. Hierbei handelt es sich um die dritte Generation des Supervitamins: eine einzigartige, patentierte und magenfreundliche Form von Vitamin C, die die Vorzüge einiger nicht-saurer Metaboliten (Zwischenprodukte des Zellstoffwechsels) von Ascorbinsäure und Calciumascorbat kombiniert. Diese Metaboliten sowie das pH-neutrale Calciumsalz der L-Threoninsäure tragen dazu bei, dass Ester-C von der Zelle besser aufgenommen und genutzt wird. Im Vergleich zu den anderen Vitamin-C-Produkten ist Ester-C also nicht sauer, wird schnell aufgenommen und bleibt zudem länger im Blut als herkömmliche Ascorbinsäure. Darüber hinaus scheint es in der Lage zu sein, das bereits im Körper vorhandene Vitamin C zu mobilisieren und für den Stoffwechsel verfügbar zu machen.

Da Vitamin C wasserlöslich ist, hat es allerdings nur eine bestimmte Verweildauer im Körper. Es wird über die Nieren ausgeschieden, sodass der Körper auf regelmäßige Zufuhr angewiesen ist.

Natürliche Vitamin-C-Quellen

Früchte und Gemüse enthalten nicht so hohe Mengen an Vitamin C, wie man vielleicht vermuten würde. Zu beachten ist, dass sich die in Tabellen angegebenen Vitamin-C-Konzentrationen in Nahrungsmitteln stets auf den frischen, unverarbeiteten Zustand beziehen. Da Vitamin C sehr hitze- und lichtempfindlich ist, geht der Gehalt durch Kochen, Braten oder lange Lagerung deutlich zurück.

Wer sich Vitamin-C-reich ernähren möchte, sollte viele Orangen, Zitronen und Grapefruits verzehren, heißt es im Allgemeinen. Tatsächlich ist es aber so, dass diese Früchte vergleichsweise wenig von dem Supervitamin enthalten. Orangen enthalten beispielsweise lediglich 50 mg Vitamin C pro 100 g. Möchte man auf ein Gramm Vitamin C pro Tag kommen, müsste man zwei Kilogramm Orangen am Tag verzehren. Bessere Vitamin-C-Lieferanten als Zitrusfrüchte sind zum Beispiel Wildkräuter wie Brennnessel, Löwenzahn oder Bärlauch. Die Vitamin-C-reichsten Früchte sind die Acerolakirsche (frisch 1300 mg bis 1700 mg pro 100 g) und Camu-Camu (ca. 2000 mg pro 100 g). Bei den heimischen Früchten stehen Sanddornbeeren (roh 450 mg pro 100 g), Hagebutten und Johannisbeeren ganz oben.

Camu-Camu: Weltmeister unter den natürlichen Vitamin-C-Quellen

Die Camu-Camu-Beere aus der Amazonasregion hat gelbes Fruchtfleisch. Die Beeren sind ziemlich sauer und schmecken leicht bitter. Die Einheimischen verarbeiten sie gerne zu Getränken, Konfitüre und Eiscreme.

Camu-Camu-Beeren haben den weltweit höchsten Vitamin-C-Gehalt aller Früchte und liefern gleichzeitig wertvolle Pflanzenwirkstoffe. Das Fruchtpulver hat aufgrund seiner Kombination aus natürlichem Vitamin C und unterstützenden Phytonährstoffen eine weitaus bessere Wirkung als die billige Ascorbinsäure aus der Apotheke. Natürliches Vitamin C wird aufgrund der enthaltenen Pflanzennährstoffe bes-

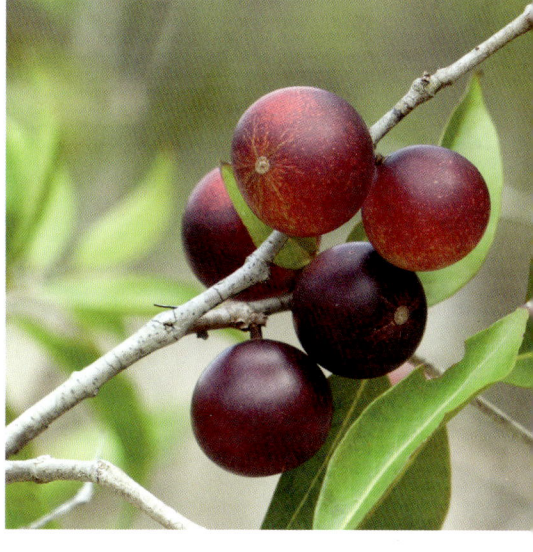

ser aufgenommen und die zusätzlichen natürlichen Antioxidantien haben viele Vorteile für die Gesundheit.

Die Pflanzenwirkstoffe in Camu-Camu beinhalten auch antioxidative Anthocyane und Ellagsäure, gesundheitsfördernde Flavonoide, blutzuckerstabilisierendes Myrtillin und antifungale (pilzhemmende) Gallussäure.

Acerolakirsche: Vizeweltmeister unter den Vitamin-C-Lieferanten

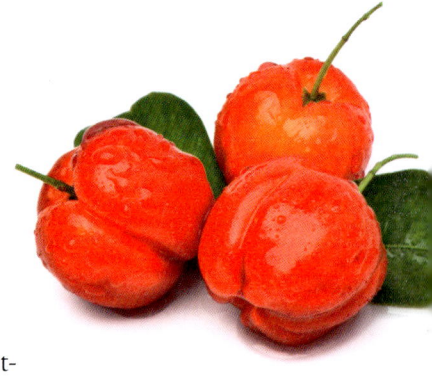

Die Acerolakirsche hat nach Camu-Camu den zweithöchsten Vitamin-C-Gehalt aller Früchte. Frisch ist die südamerikanische Kirsche bei uns nicht erhältlich, aber die wertvollen Inhaltsstoffe sind auch in Fruchtextrakten wie Acerola-Pulver enthalten. Das natürliche Vitamin C der Acerolakirsche wird vom Körper besser aufgenommen als die isolierte, biochemisch hergestellte Ascorbinsäure. In den Früchten und Fruchtpulvern sind immer noch sekundäre Pflanzenstoffe enthalten, die als Wirkverstärker gelten.

Wie viel Vitamin C sollte man täglich konsumieren?

Die Deutsche Gesellschaft für Ernährung (DGE) empfiehlt die Zufuhr von 110 mg Vitamin C pro Tag für Männer und 95 mg für Frauen. Das sei „ausreichend", sagt man dort. Das stimmt – es reicht aus, um nicht an Skorbut zu erkranken.

Im Schulnotensystem entspricht „ausreichend" der Note 4. Wer die Note 1 oder 2 erreichen will, braucht also wesentlich mehr Vitamin C. Wissenschaftler wie Prof. Dr. Michaela Döll oder Dr. Lothar Burgerstein empfehlen täglich etwa ein Gramm, also fast zehnmal so viel wie die DGE, wenn man sich nicht nur vor Infekten, sondern auch im Hinblick auf die Entstehung von Krebs wirksam schützen will.

Von einer Einmaldosis raten die Experten allerdings ab. „Der Körper absorbiert über 90 Prozent einer Vitamin-C-Dosis von bis zu 300 mg. Bei höheren Dosen fällt die Resorptionsquote massiv ab", schreibt Burgerstein in *Handbuch Nährstoffe*. Deshalb sollte man mehrere kleine Portionen über den Tag verteilt zu sich nehmen.

Die oft gehörte Warnung, eine zu hohe Vitamin-C-Dosis fördere die Harnsteinbildung, habe sich „in der Praxis als unbegründet erwiesen", heißt es in *Natur & Heilen*. Lediglich Patienten, die bereits an Oxalatsteinen (häufige Form von Blasen- und Nierensteinen) oder Enzymdefekten mit Störung des Oxalsäurestoffwechsels leiden, sollten mit der Einnahme von Vitamin C vorsichtig sein. Da Vitamin C auch die Wirkung von Blutgerinnungshemmern beeinflusst, sollten Patienten, die entsprechende Mittel nehmen, ihre Blutwerte engmaschig kontrollieren.

Alle anderen brauchen mit der Vitamin-C-Zufuhr nicht zimperlich zu sein. Sogar hohe Dosierungen werden nachweislich gut vertragen, wenn sie über den Tag verteilt werden. Der Nobelpreisträger Linus Pauling nahm täglich rund 18 Gramm Vitamin C zu sich. Solche hohen Mengen sind sicherlich nicht nötig. Geschadet haben Linus Pauling diese hohen Dosierungen offensichtlich aber nicht. Pauling blieb bis zu seinem Tod mit dreiundneunzig Jahren geistig fit. Eine Überdosierung von Vitamin C lässt sich übrigens leicht feststellen: Es kommt zu leichtem Durchfall. In der Regel werden wasserlösliche Vitamine, die nicht verstoffwechselt werden können, über die Harnwege ausgeschieden. Bei der Zufuhr von Vitamin C in natürlicher Form über Obst und Gemüse oder als Nahrungsergänzungsmittel natürlichen Ursprungs kann eine Überdosierung allerdings kaum erfolgen. Mengen von ein bis drei Gramm sind, wie bereits erwähnt, die Dosierung, die Experten für sinnvoll halten.

Festzuhalten bleibt: Bis heute liegen weltweit rund 66.500 Studien vor, die beweisen, wie außerordentlich hilfreich Vitamin C gegen eine Vielzahl von Erkrankungen ist.

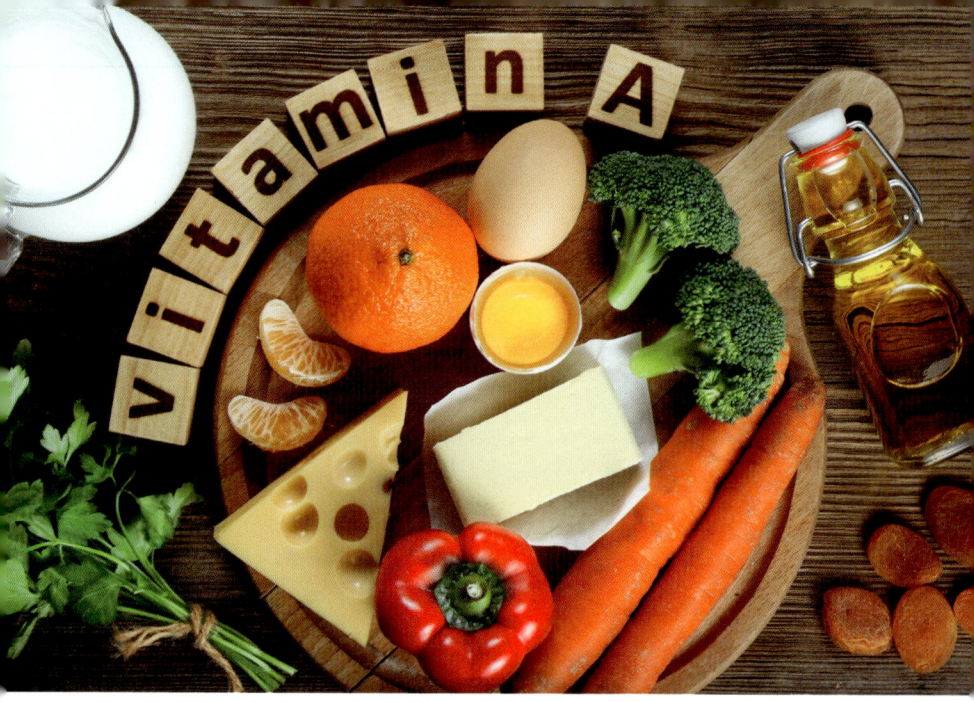

Vitamin A – das vergessene Vitamin, wenn es um die Abwehr geht

Jeder gesundheitsbewusste Mensch nimmt inzwischen im Winter Vitamin C und Vitamin D$_3$. Vitamin A wird aus Unwissenheit über die Zusammenhänge in unserem Immunsystem von Ärzten heute jedoch leider zu selten empfohlen. Der wissenschaftliche Name von Vitamin A ist Retinol, weil es in der Retina (Netzhaut) des Auges vorhanden ist. Erstes Anzeichen für einen Mangel an diesem Nährstoff ist die mangelnde Fähigkeit, bei schwachem Licht zu sehen.

Vitamin A ist sicherlich eines der am meisten unterschätzten Vitamine. Der Körper benötigt es unter anderem für einen gesunden Darm und für ein aktives Immunsystem. Wegen seiner Bedeutung

Natürlich immun

für das Immunsystem wurde Vitamin A ursprünglich als das „anti-infektiöse Vitamin" bezeichnet.

Retinol ist auch für die Gesundheit der Gewebe, die unseren Körper innen auskleiden und außen umgeben, enorm wichtig. Haut und Schleimhäute gehören zu den weiteren Organen, die Vitamin A benötigen. Das Epithel ist das zarte, hautähnliche Gewebe, das viele Körperteile auskleidet: Mund, Nase, Hals, Augen, Magen, Darm, Blase, Harnwege und viele andere Organe. Diese Zellen bilden einen wichtigen Schutzwall gegen eindringende Mikroorganismen. Ohne Retinol in ausreichender Menge werden die Struktur und die Funktion dieser Gewebe geschädigt. Sprich, Vitamin A trägt zu einer gesunden Haut und gesunden Schleimhäuten bei. Gesunde Schleimhäute sind als Barriere wichtig, um pathogene Keime wie Viren und Bakterien am Eindringen in den Körper zu hindern.

Vitamin A ist wichtig für die Reifung der Immunzellen. Einige Immunzellen, besonders jene mit entzündungshemmenden Eigenschaften, benötigen Vitamin A für ihre Entwicklung. Dazu gehören die regulatorischen T-Zellen und entzündungshemmende M2-Makrophagen.

Im Darm, in den Atemwegen und in der Plazenta liegen viele IgA-Antikörper vor, die Jagd auf Krankheitserreger machen. Dieser spezielle Antikörpertyp benötigt ebenfalls Vitamin A für die Bildung.

Früher wurde Kindern zur Vorbeugung gegen Erkältungen und Grippe im Winter täglich Lebertran verabreicht. Inzwischen nimmt ihn so gut wie niemand mehr ein. „Dabei wäre das sehr wichtig", meint die naturheilkundliche Ärztin Kate Rhéaume-Bleue aus Kanada. Vitamin A ist schon lange als Nährstoff bekannt, der beim Schutz des Körpers vor Infektionen eine wesentliche Rolle spielt. Retinol stärkt das Immunsystem gleich in doppelter Hinsicht: Zum einen hält es das Gewebe im Atemtrakt gesund und zum anderen sorgt es für eine optimale Produktion von Antikörpern und weißen Blutkörperchen, wenn wir fremden Bakterien und Viren ausgesetzt sind. Das heißt: Leidet der Körper an einem Vitamin-A-Mangel, ist das Risiko erhöht, sich eine Erkältung oder eine Grippe einzufangen. In den Entwicklungsländern, schreibt Rhéaume-Bleue, empfehlen UNICEF und die Weltgesundheitsorganisation Müttern beispielsweise hohe Dosen von Retinol während der Stillzeit, damit alle Kinder in den ersten sechs Monaten ihres Lebens den nötigen Immunschutz durch Vitamin A bekommen.

Präventiv kann Vitamin A auch vor Krebs schützen. Es sorgt dafür, dass auf der genetischen Ebene die Gewebedifferenzierung sichergestellt ist, also dafür, dass die Zellen gesund heranwachsen. Normale Zellen sind gut differenziert. Sie weisen strukturelle Merkmale auf, die für ihren Gewebetyp charakteristisch sind. Krebszellen dagegen sind nur schlecht differenziert. Sie sehen eher wie verschwommene Klümpchen aus. Retinol hemmt vor allem die Entwicklung von Tumoren, die aus dem Epithel stammen, wie etwa Darm- und Gebärmutterhalskrebs.

Der Unterschied zwischen Betacarotin und Vitamin A

Sowohl rote und gelbe Gemüsesorten als auch grüne Blattpflanzen enthalten nennenswerte Mengen an Betacarotin. Betacarotin ist aber nur eine Vorstufe des fettlöslichen Vitamins A. Normalerweise wandelt der Körper die Carotinoide in Retinol um. Bei vielen Menschen ist diese Fähigkeit jedoch beeinträchtigt. Darauf weist der Heilpraktiker René Gräber nach langjähriger Erfahrung hin. Auch die Naturheilärztin Kate Rhéaume-Bleue kommt aufgrund von Forschungsarbeiten zu dieser Erkenntnis. Laut Berechnungen aus klinischen Studien liegt die tatsächliche Umwandlungsrate zwischen 6:1 und 48:1. Das heißt, dass sechs bis achtundvierzig Betacarotin-Moleküle erforderlich sind, damit ein Retinol-Molekül entsteht. Wer sich also nur auf die Zufuhr von Betacarotin über die Nahrung verlässt, läuft Gefahr, einen Vitamin-A-Mangel zu entwickeln.

Bleibt die Frage, warum sich Betacarotin nicht leicht in Retinol umwandelt. Einerseits ist wohl die Absorption ein Problem. Studien belegen: Je mehr Betacarotin ein Nahrungsmittel enthält, umso weniger wird davon absorbiert und in Vitamin A umgewandelt. Andererseits wird die Umwandlung in Retinol durch gesundheitliche Faktoren beeinträchtigt. Rhéaume-Bleue führt hier Diabetes, Schilddrüsenunterfunktion, geringe Fettaufnahme über die Nahrung, Mangel an Zink und Proteinen, fehlende Gallenblase oder geringes Lebensalter (Baby oder Kleinkind) an.

Betacarotin ist zweifellos wichtig für den Körper. Es ist ein Antioxidans, das bei der Herzgesundheit und der Krebsvorbeugung eine Rolle zu spielen scheint. Auch wenn unter optimalen Bedingungen ein Teil des Betacarotins in Retinol umgewandelt werden kann, sollte man als Vegetarier trotz allem bei bestimmten Indikationen Vitamin A in Form von Nahrungsergänzungsmitteln zu sich nehmen. In tierischen Lebensmitteln ist Vitamin A in Milch, Eigelb, Butter, Leber und Fisch vorzufinden.

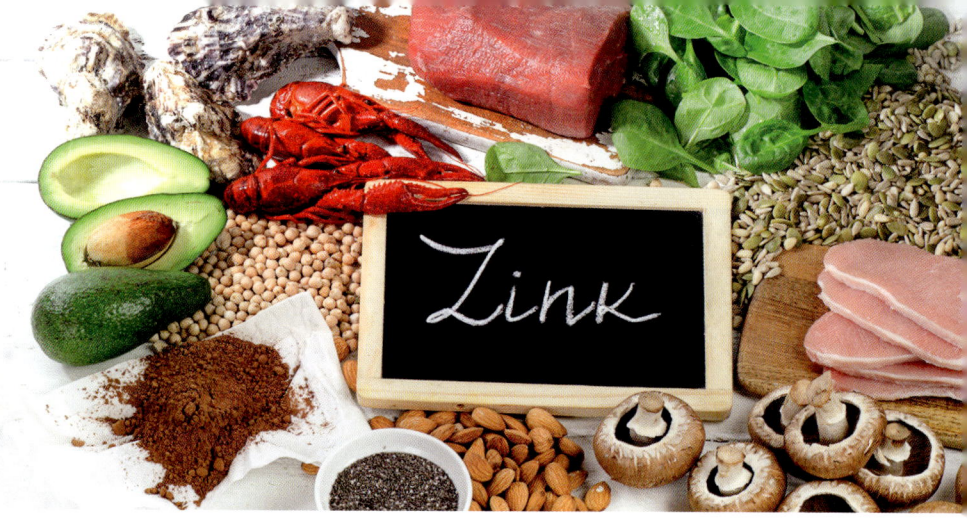

Zink und Selen
für starke Abwehrkräfte

Neben den Vitaminen D_3, A und C sind die Spurenelemente Zink und Selen ebenfalls für ein gut funktionierendes Immunsystem unabdingbar.

Zink ist generell eines der wichtigsten essenziellen Spurenelemente für den Menschen. Es spielt bei zahlreichen biochemischen Prozessen im Körper eine wichtige Rolle. Im menschlichen Organismus gehört Zink neben Eisen, Selen, Chrom, Mangan und Jod zu den Spurenelementen, bei denen häufig eine Unterversorgung besteht. Besonders hohe Zinkkonzentrationen finden wir in unseren Haaren, Muskeln, Knochen, Eierstöcken beziehungsweise Prostata und in der Bauchspeicheldrüse.

Der Zinkbestand beim Menschen liegt zwischen zwei und vier Gramm. Rund dreihundert Enzyme enthalten Zink oder werden durch das Spurenelement aktiviert. Damit ist es unentbehrlich für die Aufrechterhaltung einer ganzen Reihe von Körperfunktionen.

Natürlich immun

Auch viele Hormone brauchen Zink. Darüber hinaus spielt dieser Stoff bei der Zellteilung und beim Wachstum der Zellen eine wichtige Rolle. Deshalb ist ein Zinkmangel gerade in Geweben mit einer hohen Zellteilungsrate spürbar: etwa in der Haut, den Schleimhäuten und im Immunsystem. Im Folgenden sollen die wichtigsten Eigenschaften des Spurenelements aufgeführt werden.

Enzyme, die unseren gesamten Stoffwechsel regulieren, bestehen immer aus Aminosäuren und Vitaminen, Mineralstoffen oder Spurenelementen. Da Zink für rund dreihundert verschiedene Enzyme benötigt wird, ist es logisch, dass es im Stoffwechsel eine bedeutende Rolle spielt. Ein Teil dieser Enzyme ist beispielsweise an der Verwertung von Nährstoffen beteiligt. Dazu gehören unter anderem die Enzyme des Kohlenhydrat- oder Fettstoffwechsels. Fehlt Zink, können viele Stoffwechselprozesse gar nicht funktionieren. Wachstumsstörungen, Leber- und Bluterkrankungen, Diabetes, Wundheilungsstörungen und massive Darmstörungen können auftreten, wenn nur einige zinkabhängige Enzyme nicht vorhanden oder im Mangel sind.

Ohne Zink leidet Ihr Immunsystem

Zink ist ein wichtiger Faktor bei der Entwicklung und Aktivierung von Immunzellen. Wie beim Vitamin D gilt dies sowohl für das angeborene als auch für das erworbene Immunsystem. Zinkmangel führt zu einer Verschlechterung der Immunantwort und erhöht so die Anfälligkeit gegenüber zahlreichen bakteriellen und viralen Erkrankungen.

Deshalb wird Zink in Grippezeiten oft als Bestandteil von Kapseln gegen Infekte und zur Steigerung der Abwehrkraft angeboten (zum Beispiel mit Acerola). Denn Zink wirkt antiviral und steigert merklich die Produktion der verschiedenen Abwehrzellen. Eine

Metaanalyse von fünfzehn klinischen Studien konnte nachweisen, dass eine Zinksubstitution Erkältungskrankheiten vorbeugen oder die Krankheitsdauer und -schwere mildern kann. Wichtig ist, dass Zink bei Immunschwäche vorbeugend (je nach Ernährungsweise ca. 10 mg bis 25 mg pro Tag) eingenommen wird. Bei den geringsten Anzeichen eines Infekts sollte gleich zu Anfang höher dosiert werden. In den Studien hatten die Patienten 75 mg pro Tag erhalten. Eine Reihe von Abwehrzellen wie T-Helferzellen, T- und B-Lymphozyten und Makrophagen sind zinkabhängig. Zink erhöht nachweislich die Anzahl der Abwehrzellen und verbessert deren Aktivität.

Wenn Zink bei Erkältungen oder Grippe in Form von Zinkkapseln ergänzt wird, verkürzt sich die Dauer der Symptome eindeutig. Probieren Sie es einmal aus. Sie werden überrascht sein.

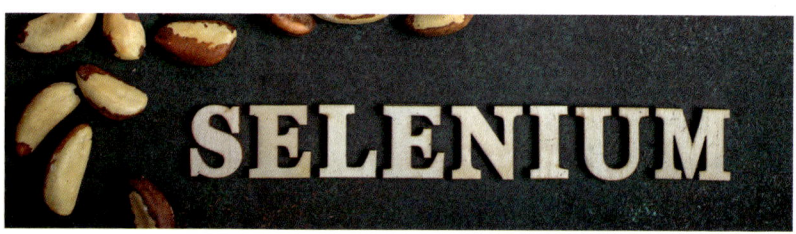

Selen für unsere Gesundheit und für die Immunität

Auch Selen ist ein essenzielles Spurenelement, das wir über die Nahrung zu uns nehmen müssen. Es ist ein wichtiger Baustein von Enzymen und Proteinen. Selen ist auch in der Prävention von Krebs von großer Bedeutung. Darüber hinaus wirkt das Spurenelement als Antioxidans und hilft bei der Entgiftung von Schwermetallen. Alle diese Funktionen schützen damit perfekt unsere Zellen. Kein Wunder, dass Selenmangel die Ursache vieler Beschwerden ist.

Natürlich immun

Pflanzen sind in der Lage, das im Erdreich vorhandene Selen über ihre Wurzeln aufzunehmen und zu speichern. Der Mensch gelangt schließlich durch den Verzehr dieser Pflanzen an das essenzielle Spurenelement. Voraussetzung dafür ist jedoch, dass die Pflanzen auf selenreichem Boden wachsen und gedeihen konnten. Wenn Menschen in erster Linie selenarmes Getreide und Gemüse verzehren, wundert es nicht, dass immer mehr Teile der Bevölkerung an Selenmangel leiden. Deutschland gehört zu den selenarmen Gebieten der Welt. In Kanada, den USA und Japan liegen die Werte zum Beispiel deutlich höher. Durchschnittlich nehmen die Menschen in Deutschland täglich nur 35 µg (Mikrogramm) Selen auf, obwohl die Deutsche Gesellschaft für Ernährung eine tägliche Selenaufnahme von 60 µg bis 75 µg empfiehlt.

Selen ist für die Gesundheit unverzichtbar. Das Spurenelement ist in nahezu allen Organen des Körpers zu finden. Der größte Speicher mit rund 40 Prozent ist die Skelettmuskulatur. Da es auch im zentralen Nervensystem, in unseren Drüsen, im Gehirn, in der Leber und in den roten Blutkörperchen zu finden ist, hat Selen ganz offensichtlich auch dort eine Aufgabe und einen wichtigen Stellenwert.

Neben Jod ist Selen auch für den Stoffwechsel und die Regulation der Schilddrüsenhormone T2, T3 und T4 notwendig.

Selen stärkt aber auch das Immunsystem. Und dies in mehrfacher Hinsicht: Das Spurenelement begünstigt die Antikörpersynthese, insbesondere die Immunglobuline G (IgG). Auch die Neubildung der Lymphozyten sowie eine Anregung der Bildung von Gamma-Interferon und des sogenannten Tumornekrosefaktors (TNF) konnten nachgewiesen werden. Des Weiteren verbessert Selen die Funktion der Makrophagen. Sie werden auch als Fresszellen bezeichnet.

Selen hat auch eine immunmodulierende Wirkung. Ein Selenmangel schwächt die zelluläre Immunantwort und die Schlagkraft gegen Viren.

Da das Spurenelement Schwermetalle wie Aluminium oder Blei bindet und dabei schwerlösliche Selenkomplexe entstehen, können die Schwermetalle dem Körper nicht mehr schaden. Auch hierdurch verbessert sich die Funktion des Immunsystems. Überhaupt ist Entgiftung eine der wichtigsten Maßnahmen, um die Abwehrkräfte zu steigern.

Selen kann der Bildung freier Radikale entgegenwirken und oxidative Schäden an Zellen und Geweben verhindern. Studien haben gezeigt, dass ein Selenmangel die Schwere von Infektionen durch gutartige oder leicht virulente Stämme erhöht. Somit ist Selen nicht nur wichtig, um die TH1-Immunität gegen Virusinfektionen zu stärken, sondern es scheint darüber hinaus die Entwicklung viraler Pathogene hin zu virulenteren Stämmen zu hemmen. Die Nahrungsergänzung mit Selen ist vor allem hilfreich für die Prävention von Virusinfektionen und stellt somit für Menschen, die einen Selenmangel haben, eine wirksame, kostengünstige und allgemein verfügbare vorbeugende Maßnahme gegen Infektionen dar.

Zur Vorbeugung einer Virusinfektion der Atemwege kann eine Selenergänzung von 100 µg bis 200 µg pro Tag als sichere begleitende Maßnahme angesehen werden. Es gibt verschiedene Formen von Selen. Ideal ist Natriumselenit, denn eine über die Norm bedenkliche Anreicherung im Körper wird durch Natriumselenit vermieden. Es sollte idealerweise ein gesunder Selenspiegel im Vollblut von 140 µg/l bis 160 µg/l erreicht werden.

Gegenanzeigen: Bei gleichzeitiger Gabe blutdrucksenkender Mittel aus der Gruppe der ACE-Hemmer sollten über die Norm hinausgehende Selenspiegel vermieden werden, da sich hieraus laut neueren Erkenntnissen auch Nachteile ergeben können. Auch bei einer akuten und schwer verlaufenden COVID-19-Infektion mit hohen Zytokinwerten wird von der Einnahme von Selen abgeraten.

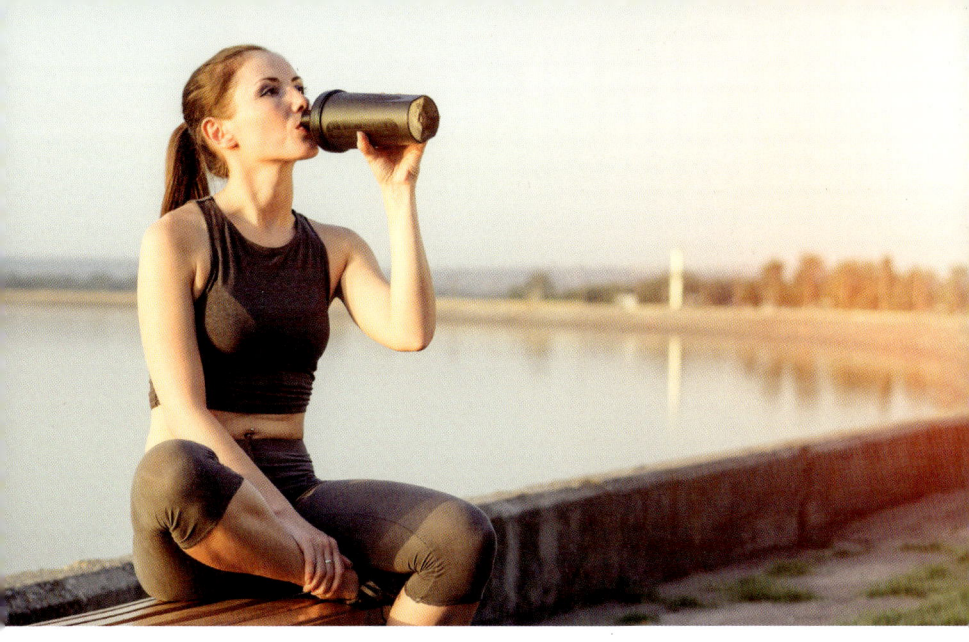

Ohne Eiweiß keine Immunität

Eiweiß ist der Stoff, aus dem das Leben ist. Es wird häufig auch als Protein bezeichnet. Der Begriff stammt von dem griechischen Wort *proteo* ab, was so viel bedeutet wie „den ersten Rang einnehmen". Nomen est omen! Proteine sind lebensnotwendig. Jede Körperzelle besteht – wenn man den Wasseranteil herausrechnet – zu rund 50 Prozent aus Eiweiß. Die meisten Menschen denken zuerst an Muskeln, wenn sie Eiweiß hören. Doch auch Enzyme, Hormone und unsere Immunzellen benötigen ausreichend Proteine.

„Das menschliche Immunsystem besteht aus 1,5 Kilogramm Eiweiß", sagt Prof. Hanns-Wolf Baenkler von der Universität Erlangen. Lymphozyten, Helferzellen, Makrophagen, Killerzellen – sie alle sind aus Ketten von Eiweißbausteinen (Aminosäuren) zusammengesetzt.

Eiweißmangel in der westlichen Welt?

Die meisten Menschen essen Fleisch, Fisch, Milchprodukte und Hülsenfrüchte. Das sind alles relativ gute Eiweißlieferanten. Man sollte also meinen, dass wir alle bestens versorgt sind. Irrtum! Der Arzt Dr. med. Michael Spitzbart schreibt in seiner Zeitschrift: „Wie lautet das größte Märchen in der Medizin? Wir essen zu viel Eiweiß! Würden wir wirklich zu viel davon essen, dann wären doch die Eiweißwerte im Blut erhöht. Bei meinen Patienten messe ich aber beim Erstbesuch bei höchstens fünf Prozent einen Gesamt-Eiweißspiegel im Blut im angestrebten oberen Drittel. Die meisten Menschen dümpeln im unteren Drittel des Normbereiches oder liegen sogar darunter. Das fällt nur keinem auf, da das Eiweiß sonst nie gemessen wird. Die Auswirkungen von Eiweißmangel führen zu Muskel- und Knochenabbau, verringerter Hormonbildung und schwacher Immunabwehr."

Nehmen wir an, Sie haben sich mit einem Virus angesteckt. Dieses Virus kann sich innerhalb von vierundzwanzig Stunden millionenfach vermehren. Gleichzeitig müssen Millionen von Immunzellen innerhalb von kürzester Zeit aus vorhandenen Aminosäuren synthetisiert werden. Deswegen kann der Eiweißbedarf bei einem Infekt um 30 Prozent bis 40 Prozent ansteigen. Bei Infekten und nach Operationen sollten Sie somit Ihre Eiweißzufuhr um rund 30 Prozent erhöhen. Mit normaler Ernährung schaffen Sie das kaum. Da müssten Sie schon zwei gigantische Rindersteaks à 250 Gramm verzehren.

Essenzielle Aminosäuren

Eiweiß ist nicht gleich Eiweiß. Besonders wichtig sind die essenziellen Aminosäuren. Dabei handelt es sich um Aminosäuren, die der Körper nicht aus anderen Eiweißen herstellen kann. Essenziell ist auch gleichbedeutend mit „lebensnotwendig". Die Namen der acht essenziellen Aminosäuren lauten: Leucin, Phenylalanin, Lysin, Valin, Tryptophan, Isoleucin, Methionin und Threonin.

Mittlerweile gibt es vegane Nahrungsergänzungsmittel, die nur diese acht lebensnotwendigen Aminosäuren enthalten (z. B. Amino Balance). Das macht Sinn, denn jedes Mal, wenn Sie Fleisch, Milchprodukte oder Soja essen, muss Ihr Körper auch Stickstoffabfall über die Nieren ausscheiden.

Entscheidend ist in diesem Zusammenhang nicht nur die Menge an Eiweiß, die Sie zu sich nehmen, sondern auch dessen Zusammensetzung und Qualität. Die Frage ist: Wie viel Eiweiß wird für den anabolen (aufbauenden) Stoffwechsel verwertet und wie viel Stickstoffabfall entsteht dabei, der Leber und Niere belastet? Unter Stickstoffabfall versteht man die Abbauprodukte des Proteinstoffwechsels: Ammoniak, Harnstoff und Harnsäure. Wenn Sie beispielsweise Molke trinken, liegt der Stickstoffabfall bei 84 Prozent und der Stickstoffnutzen bei nur 16 Prozent. Bei Soja und Eiklar sieht es ganz ähnlich aus.

Der Körper sollte die essenziellen Aminosäuren auf jeden Fall bekommen, da er sie nicht aus anderen Eiweißbausteinen herstellen kann.

Lysin

Eine der acht lebensnotwendigen Aminosäuren ist L-Lysin. Die basische Aminosäure ist ein wichtiger Bestandteil von Proteinen und spielt damit eine zentrale Rolle im Aufbau von Körpergewebe und Muskeln. So ist Lysin unter anderem an der Produktion von Hämoglobin beteiligt, dem Farbstoff unserer roten Blutkörperchen, der für den Transport von Sauerstoff verantwortlich ist. Zudem wird Lysin für die Bildung von Glutamat benötigt, einem wichtigen Neurotransmitter im zentralen Nervensystem. Der Botenstoff ist für die Übertragung von Reizen und damit für die Kommunikation zwischen den Nervenzellen im Gehirn zuständig. Die Aminosäure L-Lysin ist zudem der Vorläufer der Aminosäure L-Carnitin. Diese

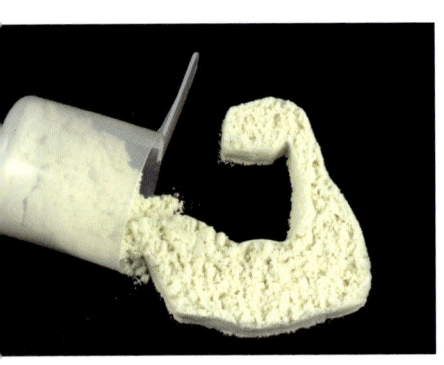

ist unter anderem im Rahmen der Energieproduktion dafür zuständig, Fettsäuren in die Mitochondrien zu befördern. Ein Lysin-Mangel, der häufig bei Vegetariern oder Veganern beobachtet werden kann, führt verstärkt zu Erkrankungen der Knochen und Gelenke, kann aber auch ein erhöhtes Infektionsrisiko zur Folge haben.

Wirksam gegen Herpesviren

Herpes ist eine Krankheit, von der etwa 50 Prozent bis 80 Prozent der Bevölkerung weltweit betroffen sind. Nach der ersten Infektion nistet sich das Virus in einem Nervenknoten von Zellen des peripheren Nervensystems ein. Das bedeutet, dass infizierte Personen immer wieder unter Herpesbläschen zu leiden haben – besonders wenn das Immunsystem geschwächt ist. Lysin wirkt sich hier positiv auf die Erkrankung aus, indem es die akuten Symptome wie Juckreiz, Brennen, Bläschen- und Krustenbildung schneller abheilen lässt oder den Ausbruch von Herpes sogar verhindern kann.

In einer Studie wurde die Einnahme von drei Gramm Lysin, verteilt auf drei Dosen pro Tag, getestet. Siebenundzwanzig an Herpes erkrankte Testpersonen wurden mit fünfundzwanzig Probanden ver-

Natürlich immun

glichen, die ein Placebo bekamen. Die typischen Symptome der mit Lysin behandelten Gruppe waren deutlich weniger ausgeprägt als die der Placebo-Gruppe. Außerdem erfolgte die Heilung deutlich schneller.

Lysin in der Nahrung und als Supplement

Da L-Lysin dem Organismus über die Nahrung zugeführt wird, aber nicht in allen Lebensmitteln enthalten ist, kann es bei unausgewogener Kost zur Unterversorgung mit der essenziellen Aminosäure kommen. Vor allem tierische Produkte wie Thunfisch, Heilbutt, Lachs, Hähnchen und Käse sind reich an Lysin. Auch in Joghurt, Milch und Avocados findet sich diese Aminosäure, aber in deutlich geringeren Mengen.

Um die Gesundheit zu fördern und den reibungslosen Ablauf der zahlreichen Stoffwechselvorgänge im Körper sicherzustellen, kann es deshalb sinnvoll sein, entsprechende Nahrungsergänzungsmittel einzunehmen. Besonders für Vegetarier und Veganer, die sich ja überwiegend oder rein pflanzlich ernähren, empfiehlt sich ein Supplement. Doch auch für ältere Menschen und Osteoporose-Patienten kann eine erhöhte Zufuhr von Lysin sinnvoll sein. Auch wer immer wieder an Herpes erkrankt, profitiert von einem Nahrungsergänzungsmittel. Am weitesten verbreitet auf dem Markt sind Kapseln. Der tägliche Bedarf eines gesunden Erwachsenen liegt bei rund 15 mg Lysin pro Kilogramm Körpergewicht. Hersteller von Nahrungsergänzungsmitteln empfehlen normalerweise eine Dosis von 0,5 g bis 2 g pro Tag.

Glutamin

L-Glutamin ist eine von vier „semiessenziellen" Aminosäuren. Das bedeutet, dass sie in den meisten Fällen aus anderen Aminosäuren hergestellt werden können. Unter bestimmten Umständen – bei Stoffwechselkrankheiten, Infekten, Lebererkrankungen, bei Sportlern, Senioren oder Kindern – kann es trotzdem zu einem Mangel kommen. Dann muss L-Glutamin zusätzlich aufgenommen werden.

Wichtig zu wissen: L-Glutamin ist die am häufigsten vorkommende freie Aminosäure des Körpers. Sie ist an mehr Stoffwechselprozessen beteiligt als jede andere Aminosäure. Unter anderem für die Säure-Basen-Balance, den Stoffwechsel von Eiweiß, Fett, Kohlenhydraten, die Regulierung des Zellvolumens und die Steuerung des Gleichgewichts zwischen Anabolismus (Aufbau) und Katabolismus (Abbau) ist Glutamin unentbehrlich.

Neben Cystein und Glycin wird Glutamin im Körper auch zur Synthese des wichtigen Entgiftungsmoleküls Glutathion benötigt. Des Weiteren können Nukleinsäuren (ein DNA-Baustoff), Hormone und Co-Enzyme aus Glutamin synthetisiert werden. Glutamin dient auch als Energielieferant. Es ist die wichtigste Energiequelle für den Dünndarm und für Immunzellen.

Der Naturarzt Dr. Friedrich Douwes schreibt: „Immunzellen (vorwiegend Lymphozyten und Makrophagen) benötigen große Mengen an Glutamin, selbst dann, wenn das Immunsystem nicht besonders gefordert ist. Zum Zeitpunkt einer Immunantwort, wenn Immunzellen sich also stark vermehren und diverse Antikörper gebildet werden müssen, nimmt der Verbrauch an Glutamin nochmals dramatisch zu.

Hält der Immunstress nur kurzzeitig an, so ist die eigene Produktion aus Aminosäuren im Muskelgewebe meist ausreichend, um den Bedarf zu decken. Wenn aber die Stresssituation andauert, so entsteht ein Produktionsmangel mit der Folge, dass die Muskulatur abgebaut und das Immunsystem geschwächt wird. Bei Patienten mit Immundefekten ist Glutamin notwendig für ein optimales Funktionieren der Immunzellen. Obendrein verbessert Glutamin die Barrierefunktion des Darms, was das Risiko sekundärer Infektionen verringert. In Bezug auf diverse klinische Parameter scheint das Hinzufügen von Glutamin zur parenteralen Ernährung bei Patienten auf der Intensivstation fast immer einen günstigen Effekt zu haben.

Glutaminsupplementierung scheint ebenso eine nützliche Intervention zu sein, um eine Sepsis und ein Multiorganversagen zu verhindern oder zu behandeln. Eine Supplementierung mit Glutamin kann deshalb nicht nur die Dauer des Krankenhausaufenthaltes, sondern auch das Sterberisiko als Folge postoperativer infektiöser Komplikationen verringern."

Glutamin und Darmgesundheit

Wie Dr. Douwes schon angedeutet hat, verbessert L-Glutamin die Barrierefunktion des Darms. Unser Dünndarm muss nicht nur Nähr- und Vitalstoffe aufnehmen, sondern auch Toxine und Krankheitserreger abwehren. Die Zellen im Dünndarm erneuern sich alle drei bis vier Tage. Dafür wird unbedingt Glutamin benötigt. So wundert es nicht, dass 40 Prozent unseres Glutaminverbrauchs im Darm stattfinden. Laut Dr. Douwes scheint Glutamin auch eine präventive Funktion zu haben. Es schützt vor Krebs (insbesondere Darmkrebs) und vor entzündlichen Darmerkrankungen wie dem Leaky-Gut-Syndrom, Morbus Crohn und Colitis ulcerosa. Auch bei einer Entzündung der Magenschleimhaut (Gastritis) sollte man an Glutamin denken.

Da es sich um eine Aminosäure handelt, ist der Gebrauch sehr sicher. Erwachsene Menschen vertragen Dosierungen von 20 g bis 30 g (zwei bis drei Esslöffel) ohne Nebenwirkungen. Nur Menschen, die Diabetesmedikamente einnehmen, sollten etwas vorsichtiger sein.

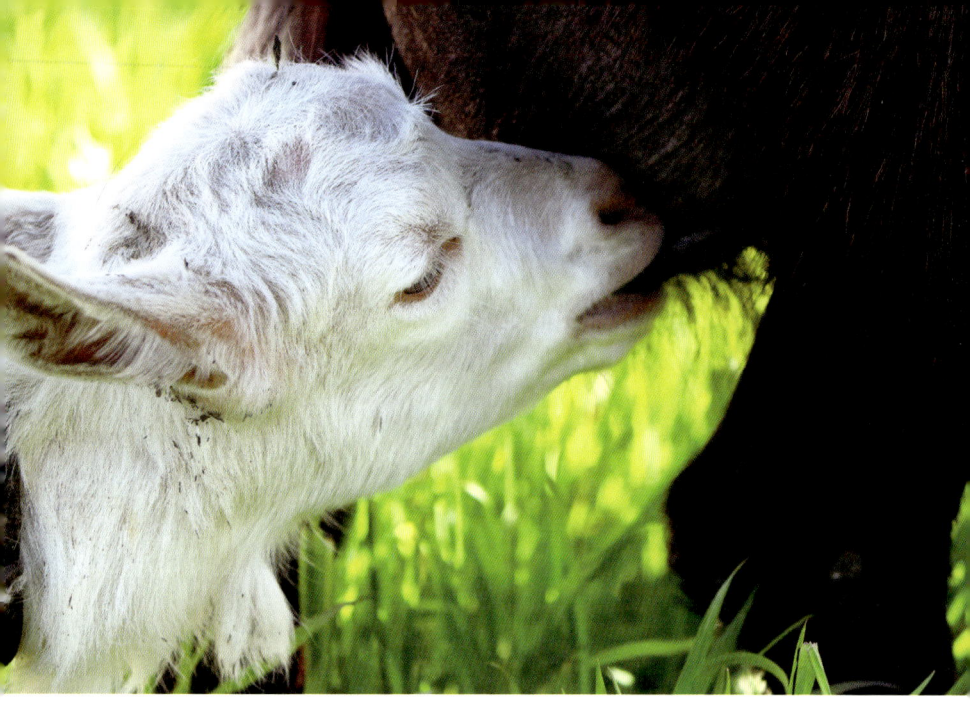

Colostrum – natürliche Immunglobuline

Als Colostrum bezeichnet man bei Säugetieren die Erstmilch. Sie stammt meist von Kühen, wird aber für den menschlichen Verzehr auch von Schafen oder Ziegen gewonnen. Die Muttertiere produzieren viel mehr Colostrum, als für das neugeborene Tier benötigt wird. Nach drei bis fünf Tagen verändert sich das Colostrum, was die Inhaltsstoffe angeht, in normale Milch. Bereits seit der Antike ist die stärkende Wirkung von Colostrum bekannt. Die Erstmilch weist nämlich eine einzigartige Zusammensetzung aus einer Vielzahl von bioaktiven Substanzen und Antikörpern auf, wie Forscher inzwischen wissen. Diese Immunstoffe enthält die Colostralmilch

Natürlich immun

der Kuh in 40-fach höherer Konzentration als die des Menschen. Colostrum verfügt also über zahlreiche wertvolle Bestandteile, die in dieser Zusammensetzung kein künstlich erzeugtes Produkt aufweisen kann.

Colostrum spielt folglich eine wichtige Rolle, wenn es um unsere Gesundheitsvorsorge geht, denn dieses Nahrungsmittel wirkt ganzheitlich. Die Effektivität von Colostrum basiert auf der Vielzahl von Inhaltsstoffen, die größtenteils erforscht und analysiert wurden. Dazu gehören Vitamine, natürliche Wachstumsfaktoren, Mineralien, Spurenelemente, Aminosäuren, Immunglobuline und Immunregulatoren.

Wachstumsfaktoren sind Proteine, die das körpereigene Immunsystem stärken. Der Wachstumsfaktor IGF-1 ist im Colostrum so hoch konzentriert wie sonst nirgends in der Natur.

Der B-Vitamin-Komplex im Colostrum (genauer gesagt B_1, B_2, B_3, B_5, B_6 und B_{12}) macht fit, fördert die Blutbildung, hilft gegen Stress und verkürzt die Regenerationszeit nach Erkrankungen. Ebenfalls im Colostrum enthalten sind Vitamin A (wichtig für Augen, Haut und Schleimhäute) und Vitamin C.

Colostrum enthält zudem folgende Mineralien und Spurenelemente: Selen (wirkt entgiftend), Phosphor (Energiequelle), Zink (wirkt antiviral und antioxidativ), Natrium (für reibungslose Nervenimpulse), Kalium (wichtig für Muskeln und Nerven), Kalzium (aktiviert einige Enzyme und Hormone, unterstützt die Blutgerinnung), Eisen (Sauerstofftransport im Körper), Magnesium (aktiviert dreihundert Enzyme), Chrom (unterstützt den Stoffwechsel) und Mangan (stärkt Knorpel- und Bindegewebe).

Ein weiterer wichtiger Bestandteil im Colostrum sind Aminosäuren, aus denen Proteine gebildet werden. In der Colostralmilch stecken Alanin (unterstützt den Zuckerstoffwechsel, stärkt das Immunsystem), Leucin (fördert die Wundheilung von Haut, Muskeln und Knochen, reduziert Blutzucker) und Serin (fördert den Fettstoffwechsel, bildet Antikörper). Aminosäuren regen den Stoffwechsel an, unterstützen die Zellerneuerung und sind am Wachstum von Haaren, Nägeln und Knochen beteiligt.

Antikörper und Immunglobuline wiederum stärken die Abwehr und wirken entzündungshemmend.

Im Jahr 2005 erregten Forscher der Universität Pescara in Italien Aufsehen mit einer Grippestudie. Ihre Testpersonen im Alter von dreißig bis achtzig Jahren erhielten zwei Monate lang regelmäßig Colostrum. Eine Kontrollgruppe wurde gegen Grippe geimpft, mit einer dritten Gruppe geschah nichts. Das Ergebnis: In der Colostrumgruppe erkrankten 3,3 Prozent, in der Impfgruppe 39 Prozent und in der Nullgruppe 42 Prozent. „Abschließend betrachtet ist Colostrum mindestens dreimal so effektiv und kostenwirksam wie eine Grippeschutzimpfung", lautet die Schlussfolgerung der Wissenschaftler.

Die Erklärung dafür ist einfach: Mit Colostrum erhält der menschliche Organismus ein komplexes System aus Wirkstoffen, die wir für ein stabiles Immunsystem und eine starke Immunabwehr benötigen. Colostrum aktiviert zugleich die Selbstheilungskräfte und hat einen positiven Einfluss auf unser Wohlbefinden. Colostrum empfiehlt sich für Menschen jeden Alters, vor allem als vorbeugender Grippeschutz in den Wintermonaten und bei Durchfall. Colostrum stimuliert und reguliert die Immunabwehr, hält einen guten Gesundheitszustand aufrecht und hat keinerlei Nebenwirkungen. Für Menschen mit Allergien, Autoimmunerkrankungen oder Immunschwäche wird eine Kur von zwei bis drei Monaten empfohlen.

Die Heilpilze Reishi, Cordyceps und Chaga

Vitalpilze, die auch als Heilpilze bezeichnet werden, wachsen in der Natur meist auf Bäumen. Man kann sie unter guten Bedingungen aber auch auf einem Substrat züchten. Die meisten Vitalpilze haben eine adaptogene Wirkung. Sie helfen uns, besser mit Stress umzugehen, und unterstützen in vielfältiger Weise auch unser Immunsystem.

Heilpilze enthalten ein breites Spektrum an wertvollen Inhaltsstoffen, wobei unter anderem der hohe Gehalt an Polysacchariden (Mehrfachzucker) ein gemeinsamer Nenner zu sein scheint. Diese Polysaccharide, insbesondere Beta-Glucane, weisen eine spezifische Struktur auf, durch die sie das Immunsystem verbessern können. Beta-Glucane sind in der Lage, auf die diversen Abwehrmechanismen des Körpers einzuwirken. Dazu gehören etwa die Aktivierung von Abwehrzellen im Blut, die Anregung der Antikörperproduktion und die Freisetzung von Botenstoffen, die dem Körper signalisieren, dass das Immunsystem reagieren muss.

Neben Polysacchariden verfügen Vitalpilze über eine Vielfalt an bioaktiven Substanzen, die zur medizinischen Wirkung beitragen, darunter Antioxidantien, Sterole, Triterpene, Nucleotide, Aminosäuren, Vitamine und Mineralstoffe.

Für die Medizin sind vor allem auch die (zu den Lipiden/Fetten gehörenden) Triterpene von Interesse, da sie „einerseits eine antibiotische Wirkung zeigen, andererseits antivirale Eigenschaften aufweisen", wie Buchautor Günther H. Heepen in *Natürliche Virenkiller* erklärt. Triterpene finden sich unter anderem im Chaga-, Cordyceps- und Reishi-Pilz. Besonders im Reishi, der auch Ling

Zhi genannt wird, sollen mehr als hundert verschiedene Triterpene enthalten sein. Die Triterpene kommen in den Sporen vor und der Reishi ist reich an Sporen.

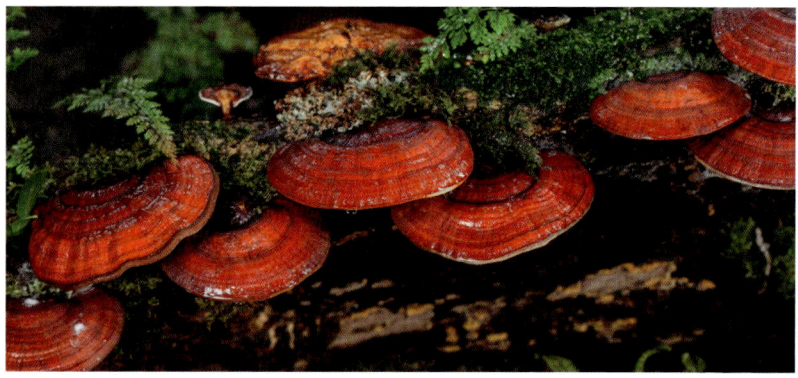

Reishi (Ling Zhi)

Die Heilpilze Cordyceps, Chaga und Reishi helfen sowohl vorbeugend, indem sie die Organe stärken, als auch im akuten Fall, wenn eine virale Erkrankung schon ausgebrochen ist. Inhaltsstoffe wie Triterpene und Beta-Glucane wirken multifunktional. Sie stärken die Funktion wichtiger Organe wie Leber, Niere und Lunge. Zugleich regulieren sie Entzündungsprozesse und verbessern die Immunantwort.

Chaga – der Birkenpilz

Der Chaga ist ein seltsames Gewächs des Waldes: Schwarz und von borkiger Gestalt sieht er aus wie vom Blitz getroffen, wie eine verkohlte Knolle. Der Pilz ist ein Baumparasit, so wie die Mistel, die in der Naturheilkunde ebenfalls Verwendung findet. Der Chaga gedeiht hauptsächlich auf den Stämmen alter Birken. Im hohen Norden Skandinaviens und in Sibirien, wo es klirrend kalt ist und es noch große Birkenwälder gibt, kommt der Chaga häufig vor. Denn der Pilz liebt die Kälte. Es dauert allerdings fast zwei Jahrzehnte, bis er zu einer Größe von gerade einmal zwanzig Zentimetern herangewachsen ist. Der Chaga muss deshalb erst ein bestimmtes Alter erreicht haben, ehe er geschnitten werden kann. Auch darf nur ein Teil und niemals der ganze Pilz geerntet werden, da sonst die Birke absterben würde.

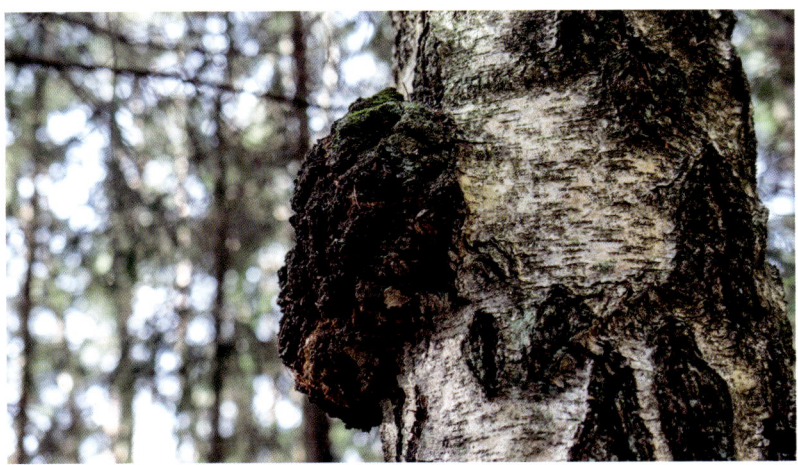

Chaga / Birkenpilz

Der Birkenpilz hat hervorragende antioxidative Eigenschaften. So enthält der in der Natur vorkommende Chaga hohe Mengen des Enzyms Superoxiddismutase (SOD). Es schützt unsere Körperzellen nicht nur vor schädlichen freien Radikalen, sondern auch vor den noch aggressiveren Superoxid-Radikalen. Freie Radikale beschleunigen ja bekanntermaßen den Alterungsprozess der Körperzellen und können Ursache für viele Zivilisationskrankheiten sein. Untersuchungen haben ergeben, dass der Chaga bis zu 50-mal mehr SOD enthält als andere medizinisch verwendete Pilze wie der Reishi oder der Cordyceps. Auch reichhaltige SOD-Quellen wie Gerstengras oder Meeresalgen stellt der Chaga diesbezüglich in den Schatten. Weitere interessante Inhaltsstoffe sind Polyphenole, Terpene, Mineralien, Spurenelemente und Betulinsäure, die eine Apoptose auslösen kann. Dies ist insbesondere für Krebspatienten von großer Bedeutung.

Von allen im Chaga-Pilz enthaltenen wertvollen Substanzen ist ein als Beta-Glucan bekannter Polysacchard-Typ wohl am besten untersucht. In unserem Körper sind Beta-Glucane bioaktive Moleküle, die das Immunsystem wie oben beschrieben aktivieren und leistungsfähig machen. Durch den hohen Gehalt an Beta-Glucanen im Chaga-Pilz werden die natürlich vorkommenden Immunzellen im menschlichen Körper aktiviert, sodass sie in der Lage sind, Toxine, krank machende Keime und Viren oder mutierte Zellen zu erkennen und zu zerstören.

Chaga gegen Viren

Da der Baumpilz immunstimulierend wirkt, wird er auch zur Behandlung des chronischen Müdigkeitssyndroms (CFS) eingesetzt. Die Ursache dieser Erkrankung liegt immer noch im Dunkeln, allerdings erhärten sich die Hinweise einer Mitverantwortung chronisch viraler Infektionen. Erste wissenschaftliche Hinweise zur antiviralen Wirkung des Pilzes lieferten die Forscher Kahlos et al. im Jahr 1996. Sie verwendeten Extrakte des Pilzes und konnten eine fast hundertprozentige Hemmwirkung des Grippevirus (Influenza Typ A und B) nachweisen. In einer weiteren Studie konnten Shibnev et al. 2011 an Zellkulturen eine deutliche Hemmwirkung des wässrigen Pilzextrakts gegenüber Hepatitis-C-Viren zeigen. In vitro (im Reagenzglas), also im Laborversuch, hemmt der Chaga-Pilz auch Herpesviren (hierzu zählen auch das Epstein-Barr-Virus und das Cytomegalie-Virus).

Einnahme und Dosierung

Im Fachhandel werden unterschiedliche Formen des Heilpilzes angeboten, die großen Qualitätsunterschieden unterliegen. Empfehlenswert ist ausschließlich der Chaga aus Wildwuchs, denn in Kulturzüchtungen wird er oft schon nach zwei Jahren geerntet und hat zu wenig Zeit, um seine heilsamen Inhaltsstoffe anzusammeln. Der wertvolle Heilpilz ist eben kein Massenprodukt!

Chaga-Tee wird traditionell aus den Stücken des wilden Pilzes hergestellt. Je feiner das Pulver ist, umso besser ist auch seine Bioverfügbarkeit. Für den Wasserauszug lässt man einen Teelöffel Pulver in einem halben Liter Wasser rund 15 Minuten köcheln. Anschließend wird der Sud gefiltert und getrunken. In Verbindung mit dem heißen Wasser lösen sich die Vitalstoffe aus dem Chaga-Pulver besonders gut und können dann optimal vom Körper verwertet werden. Russische Naturärzte empfehlen drei bis acht Tassen Tee pro Tag, möglichst auf leeren Magen beziehungsweise vor den Mahlzeiten.

Alternativ kann das Pulver auch direkt in die Nahrung gemischt werden, zum Beispiel in Joghurt oder ein Glas Saft. Die Bioverfügbarkeit ist jedoch wesentlich besser, wenn man einen Tee kocht.

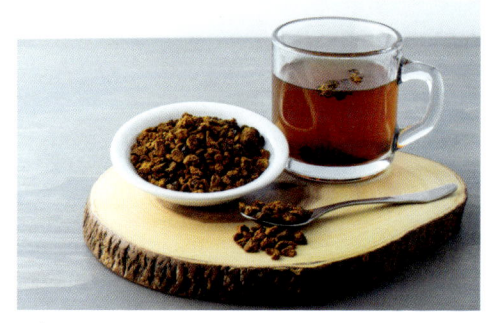

Empfehlenswert sind auch die Chaga-Kapseln. Sie enthalten einen Pilzauszug, der durch Heißwasserextraktion gewonnen wurde. Im Vergleich zum Teesud sind die meisten Wirkstoffe in der Kapsel um ein Vielfaches höher – besonders die Polysaccharide einschließlich der immunstimulierenden Beta-Glucane. Wer es einfach und unkompliziert haben will, ist mit den Kapseln bestens bedient. Man kann sie mit Wasser schlucken oder die Kapseln öffnen und den Inhalt in ein heißes Getränk (auch Kaffee) geben.

Bekannt wurde der Birkenpilz unter anderem durch den Bestsellerautor Anthony William, der ihn für eines der größten Heil- und Stärkungsmittel unseres Jahrhunderts hält. William empfiehlt anstelle von Caffè Latte eine Chaga Latte. Man übergießt für eine Tasse einen Teelöffel Chaga-Pulver plus einen halben Teelöffel Zimt mit heißem Wasser. Gesüßt wird der Tee nach Belieben mit Honig. Anstelle von herkömmlicher Milch kann man auch Kokosmilch verwenden.

Natürlich immun

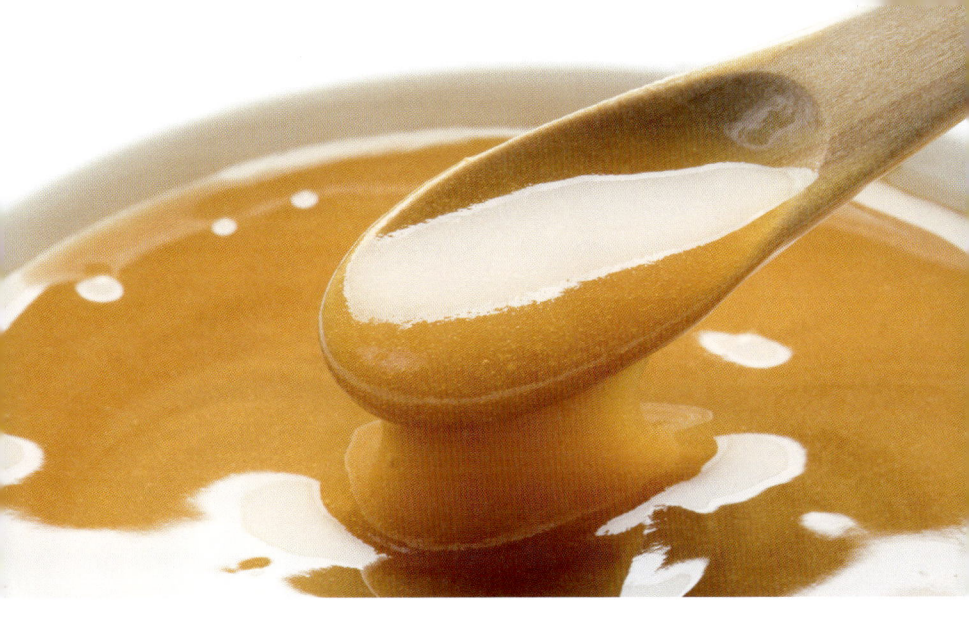

Manuka – der Honig mit antibakterieller und antiviraler Wirkung

Honig ist seit jeher ein bewährtes Hausmittel bei Erkältungskrankheiten. Der Honig des neuseeländischen Manuka-Strauchs kann aber noch viel mehr: Er hemmt oder beseitigt krank machende Bakterien und heilt entzündliche Prozesse – innerlich als auch äußerlich angewendet. Sogar antibiotikaresistenten Keimen macht er dank seiner besonderen antimikrobiellen Eigenschaften den Garaus. Als Wundauflage wird das Naturprodukt deshalb längst in vielen Kliniken eingesetzt. Das Geheimnis seiner heilenden Wirkung ist das Zuckerabbauprodukt Methylglyoxal, kurz MGO. Je nach Reifegrad enthält Manuka-Honig mehr als die hundertfache Menge an MGO im Vergleich zu konventionellen Honigsorten.

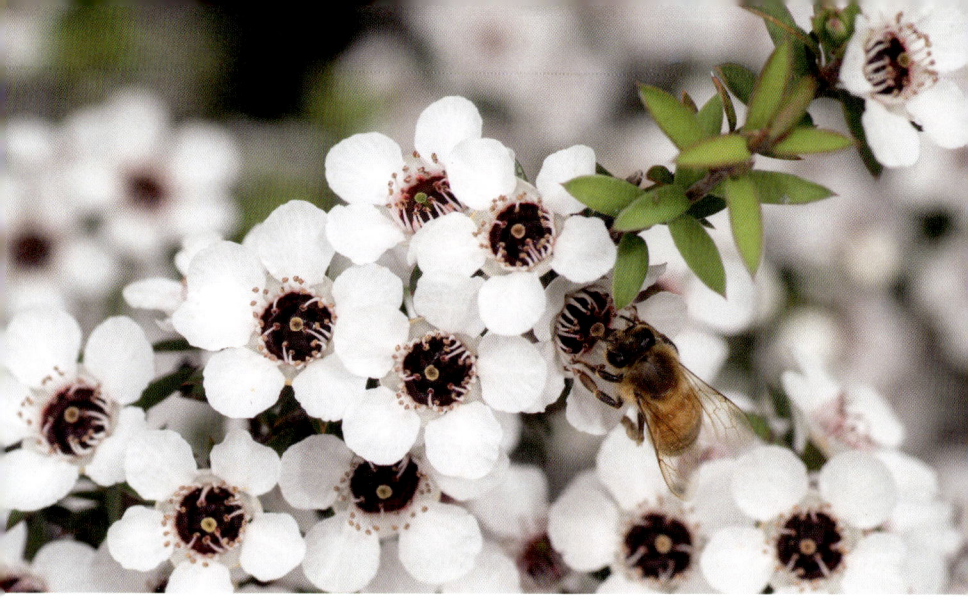

Lange rätselten die Wissenschaftler, warum Manuka-Honig aus Neuseeland eine so hohe Wirksamkeit hat. Mittlerweile weiß man, dass sie ausschließlich mit dem äußerst robusten Manuka-Strauch, einem Verwandten des australischen Teebaums, zu tun hat. Die Manuka-Pflanze gibt es in Neuseeland vom wenige Zentimeter hohen Bodendecker bis zum Baum. Meist wächst sie jedoch als zwei bis fünf Meter hohes Buschwerk.

Schon die Ureinwohner Neuseelands, die Maori, wussten von den vielfältigen Möglichkeiten, Manuka als Medizin zu nutzen. Blätter und Samenkapseln wurden als Umschläge bei Verbrennungen, Entzündungen und Insektenstichen eingesetzt. Aufgüsse aus der Rinde, den Blättern oder den Samen verwendete man zur Inhalation, als Saft zur Behandlung von Verdauungsproblemen, Erkältungen mit Halsschmerzen und Fieber, Harnwegsinfekten und Rückenbeschwerden sowie als Beruhigungsmittel. Die Nutzung des ebenso kostbaren Manuka-Honigs haben die Maori wiederum erst in der Neuzeit gelernt.

Warum Honig Mikroben hemmt

Honig wird seit Jahrtausenden in verschiedenen Kulturen erfolgreich als Heilmittel eingesetzt. Seine besonderen Eigenschaften wurden aber erst im späten 19. Jahrhundert entdeckt. Die meisten antimikrobiellen Wirkmechanismen von Honig sind heutzutage entschlüsselt. Es handelt sich dabei um sogenannte Inhibine (Hemmstoffe).

Auf diese Strategie der Bienen, ihren Honig lagerfähig zu machen, reagieren vor allem Bakterien und Pilze sauer. Denn das im Honig vorkommende Enzym Glucose-Oxidase löst eine Reaktion zwischen Traubenzucker, Sauerstoff und Wasser aus. Dabei entsteht unter anderem Wasserstoffperoxid (H_2O_2), das für seine antiseptischen Eigenschaften bei äußerlicher Anwendung – etwa bei Wunden – bekannt ist.

Ein weiteres sowohl im Honig als auch im Gewebe vorkommendes Enzym, die Katalase, neutralisiert allerdings das Wasserstoffperoxid in tieferen Wundregionen, damit das Gewebe nicht geschädigt wird. Das hat den Nachteil, dass die antimikrobielle Wirkung des Honigs gestoppt wird. Dieser Prozess trifft offensichtlich auf die meisten Honigsorten zu.

Ganz anders reagiert dagegen der neuseeländische Manuka-Honig. Selbst wenn man im Versuch Katalase zufügt, erweist er sich als außerordentlich aktiv gegen diverse Keime, insbesondere auch solche, an denen sich viele Antibiotika mittlerweile die Zähne ausbeißen. Warum das so ist, konnten sich die Forscher lange Zeit nicht erklären.

Erst ein Team von Lebensmittelchemikern um Professor Thomas Henle an der Technischen Universität Dresden konnte diese besondere Eigenschaft eindeutig als das Zuckerabbauprodukt Methylglyoxal (MGO) identifizieren. Es befindet sich in einer Vorstufe namens Dihydroxyaceton (DHA), einem einfachen Kohlenhydrat, im Nektar der Manuka-Blüten. Mit fortschreitender Reifung des Honigs wird nun DHA (nicht zu verwechseln mit der Fettsäure DHA) in den Waben in MGO umgewandelt. Dieser Wirkstoff sorgt dafür, dass Manuka-Honig seine außergewöhnlichen antibakteriellen Eigenschaften auch in Verbindung mit Wasser aus Speichel oder Wundsekret nicht verliert. Die entsprechenden Forschungsergebnisse aus Dresden wurden schließlich von einer weiteren Studie des Chemikers Christopher J. Adams an der University of Waikato in Neuseeland bestätigt.

Bei anderen Honigsorten ist der MGO-Gehalt mit ein bis zwei Milligramm und in Ausnahmefällen mit bis zu zwanzig Milligramm meist sehr gering. Der MGO-Gehalt im Manuka-Honig kann unterschiedlich sein, ist jedoch um ein Vielfaches höher und hängt mit der Reifezeit zusammen. Er reicht von MGO 30+ über MGO 100+ und MGO 250+ bis zu MGO 400+ und MGO 550+. Je höher die Zahl ist, umso stärker ist seine Aktivität, was sich dann auch im Preis bemerkbar macht. Das + hinter der Zahl steht für den Mindestgehalt, der aber immer überschritten wird, denn mit zunehmender Lagerdauer erhöht sich der MGO-Gehalt.

Manuka-Honig mit einem Methylglyoxal-Gehalt von MGO 100+ ist ratsam, wenn man sich oder seiner Gesundheit etwas Gutes tun möchte. Für den Einsatz auf der Haut und in Wunden empfehlen Experten einen Manuka-Honig mit einem Methylglyoxal-Gehalt von mindestens MGO 400+.

Für die innere Anwendung hat der Heilpraktiker Detlef Mix folgende Faustregel aufgestellt: „Je weiter innen, desto stärker." Das bedeutet also: MGO 250+ für Mund, Nase, Nebenhöhlen und Rachen, MGO 400+ für tiefere Regionen wie den Magen-Darm-Trakt.

Der teuerste und stärkste Manuka-Honig mit einem Methylglyoxal-Gehalt von MGO 550+ ist in aller Regel nicht nötig. Nur bei hartnäckigen Infektionen empfiehlt sich eine kurzfristige Anwendung der aktivsten Manuka-Honig-Sorte. Dazu gehören etwa Wunden, die von antibiotikaresistenten Keimen wie dem Krankenhauskeim MRSA besiedelt sind, schwere Akne oder durch Helicobacter pylori verursachte Magen-Darm-Beschwerden. Allerdings können besonders bei Wunden dann vorübergehend Schmerzen auftreten, bis die Keime vernichtet sind. Ansonsten hat Manuka-Honig keinerlei Nebenwirkungen. Übrigens ist der Honig aus Neuseeland frei von Pollen gentechnisch veränderter Organismen (GVO). Und damit er cremig bleibt und mit der Zeit nicht kristallisiert, wird er vor dem Abfüllen stundenlang gerührt.

Neben dem MGO-Wert ist der UMF-Wert (Unique Manuka Factor) ein weiteres Qualitätsmerkmal von Manuka-Honig. Optimal ist, wenn beide Werte auf dem Etikett angegeben sind. Je höher der UMF-Wert und der MGO-Gehalt sind, umso besser ist die antibakterielle und antivirale Wirkung des Honigs.

Das Naturprodukt aus Neuseeland ist enorm vielseitig einsetzbar, wie Studien im kanadischen Ottawa oder im australischen Sydney ergeben haben. Bei Infektionen aller Art hat sich Manuka-Honig besonders bewährt.

Bei Halsschmerzen hilft das Naturprodukt aus Neuseeland erfahrungsgemäß sehr gut. Um möglichst viel Wirkstoff in den Rachen zu bringen, wird empfohlen, je nach Ausmaß der Entzündung einen entsprechend starken Manuka-Honig zu wählen. In den meisten Fällen reicht aber ein MGO 250+. Das langsame Abschlecken des Honigs von einem Teelöffel verlängert die Verweildauer in Mund und Rachen und erhöht somit dessen Wirkungsgrad. Vor allem bei Halsschmerzen erweist sich diese Vorgehensweise als recht effektiv. Damit der Manuka-Honig seine volle Wirkung entfalten kann, sollte er aber nicht in heißen Getränken aufgelöst, sondern immer pur verwendet werden.

Parvaneh Palma Zareie aus Neuseeland hat in ihrer Masterarbeit die Wirkung verschiedener Honigsorten auf virale Infektionen der Atemwege bei Kleinkindern untersucht. Sie kam zu dem Resultat, dass Manuka-Honig bei der Abtötung der Viren weit besser abschneidet als andere Honigsorten, und führte dies auf den im Manuka-Honig enthaltenen Wirkstoff Methylglyoxal (MGO) zurück.

Auch bei Magen-Darm-Beschwerden gibt es sehr gute Erfahrungen. Viele Menschen haben nicht nur gelegentlich einmal einen verdorbenen Magen, sondern leiden regelmäßig an Sodbrennen oder haben sogar ständig Schmerzen. Ein wesentlicher Faktor kann Stress sein, häufig liegt aber auch zugleich eine Infektion mit dem Bakterium Helicobacter pylori vor. Manuka-Honig beseitigt nicht nur diese Bakterien, sondern wirkt auch regulierend auf die Säurereproduktion. Auf einer amerikanischen Homepage über Manuka finden sich etliche Erfahrungsberichte darüber, dass Helicobacter pylori mit Manuka-Honig erfolgreich behandelt wurde. Während Antibiotika nicht nur Helicobacter, sondern auch alle nützlichen Bakterien zerstören, hat der Honig probiotische Eigenschaften. Das heißt: Er wirkt selektiv antibakteriell, indem er nur die schlechten, krank machenden Bakterien beseitigt und parallel dazu die guten Keime fördert.

Auch im Darm treiben manche pathogene Bakterien ihr Unwesen. So können beispielsweise Escherichia coli oder Streptococcus faecalis das Gleichgewicht im Darm empfindlich stören. Im Gegensatz zu Antibiotika bekämpft Manuka-Honig hier ebenfalls nur die schädlichen und fördert die nützlichen Bakterien. Manuka-Honig ist ein Lebensmittel, das Sie definitiv in Ihrer Küche haben sollten. Hier sei an Hippokrates (460 v. Chr. - 370 v. Chr.) erinnert, der sagte: „Eure Nahrungsmittel sollen eure Heilmittel sein und eure Heilmittel sollen eure Nahrungsmittel sein."

Propolis schützt Bienen und Menschen vor Infektionen

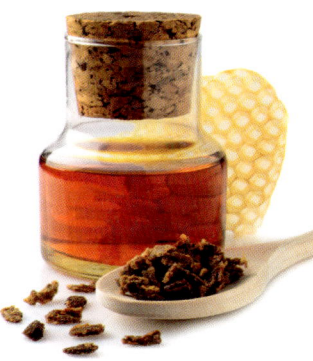

Ein weiteres, sehr bekanntes Produkt aus dem Bienenstock mit antibakterieller und antiviraler Wirkung ist Propolis. Bienen sammeln nicht nur Nektar und Pollen, sondern in geringen Mengen auch das Harz von Blütenknospen und Rinden der Bäume. Die Insekten reichern die Masse anschließend mit Wachs, Pollen, ätherischen Ölen und Speichelsekret zu einer klebrigen Masse an – Propolis genannt. Mit diesem Material dichten die Bienen jeden Sprung und jeden Riss im Stock ab. Propolis ist quasi der Zement des Bienenstocks.

Propolis fungiert zugleich auch als Schutzstoff gegen Bakterien, Mikroben oder Schimmelpilze. Die Insekten verkleben dabei alle losen Teile im Stock und beschichten die Innenwände der Zellen sowie die Einflugschneise in den Bienenstock mit einem feinen Überzug aus Propolis, um ihren Staat gegen Krankheiten und Fremdkörper zu schützen. Keime, die Bienen etwa von einem Arbeitsflug mitbringen, werden spätestens durch den Kontakt mit der Propolis-„Fußmatte" abgetötet. Propolis kann dunkelbraun, hellgelb, grün oder manchmal sogar rötlich sein und hat einen aromatischen Geruch.

Was den Bienen hilft, Bakterien, Pilze und andere Mikroorganismen wirksam zu bekämpfen, kann auch dem Menschen nicht schaden. Ganz im Gegenteil: Eine Analyse von Propolis aus verschiedenen Gebieten ergab fast überall die gleichen Bestandteile. Dem

Ratgeber *Ein Geschenk der Natur: Produkte der Bienen* von Günter A. Ulmer zufolge sind es „rund 50 Prozent Harz und Balsam, ätherische Öle, Aminosäuren, organische Säuren, Eisen, Kupfer, Mangan und Zink, verschiedene Vitamine und ein besonders hoher Gehalt an Flavonoiden mit einmaligen antioxidativen Eigenschaften."

Flavonoide sind pflanzliche Vitaminbegleitstoffe, die Vitamine in ihrer Wirkung verstärken können. An der Universität Bordeaux wurde vor Jahren in Versuchen festgestellt, dass Flavonoide innerhalb von zwanzig Minuten vom Organismus aufgenommen werden, der Schutzeffekt aber bis zu zweiundsiebzig Stunden anhält. Ganz besonders wertvoll sind die Flavonoide im Propolis.

Flavonoide wirken nämlich auch als Immunverstärker. Sie haben direkten Einfluss auf die Thymusdrüse, den Organisator und Regulator des Immunsystems, indem sie sie anregen. Hinzu kommt: Durch innere und äußere Einflüsse, wie etwa Umweltgifte oder Lebensmittelbegleitstoffe, entstehen sogenannte freie Radikale, die die Zellen im Körper angreifen. Da ist es umso wichtiger, gegen diesen Angriff gewappnet zu sein. Die sogenannten Radikalenfänger, vor allem die Vitamine C, E und Betacarotin, können durch die Flavonoide wesentlich verstärkt und aktiviert werden. Da Radikale den Zellkern schädigen und zur Tumorentstehung beitragen können, ist Propolis mit all seinen Inhaltsstoffen ein sehr guter Zellschützer.

Darüber hinaus ist bei Propolis die antiseptische und antibakterielle Wirkung hervorzuheben. Deshalb kann das Naturstoffgemisch bei allen Krankheiten angewendet werden, die durch Bakterien, Keime oder Viren ausgelöst werden. Apropos Viren: Um in den Körper eindringen zu können, tarnen sich Viren mit einem Eiweißmantel. Das Aufbrechen dieser Eiweißhülle gelingt der Zelle nur in Anwesenheit von Prostaglandinen. „Und gerade die Bildung von Prostaglandinen wird von den Flavonoiden begünstigt", heißt es im obigen Buch.

Äußerlich wird Propolis in Form von Salben oder Tinkturen vorbeugend und therapeutisch bei Entzündungen und Verletzungen der Haut und Schleimhaut angewendet: vom Sonnenbrand über Schürfwunden bis zu Aphthen im Mundraum. Innerlich wird Propolis zur Stärkung des Immunsystems, zur Vorbeugung und bei akuten Erkältungskrankheiten und grippalen Infekten empfohlen. Schon Aristoteles (384 v. Chr. - 322 v. Chr.) schätzte die heilende Wirkung von Propolis bei Hautkrankheiten und eitrigen Wunden, während die Inka (im frühen 13. Jahrhundert) Propolis bei fiebrigen Infektionen einsetzten.

Wer zu Allergien neigt, sollte mit Propolis vorsichtig sein. Der Extrakt aus dem Bienenharz löst bei manchen Menschen allergische Reaktionen aus. In ausgewählten Studien reagierten zwischen einer und sechs von hundert Testpersonen allergisch auf das Bienenprodukt.

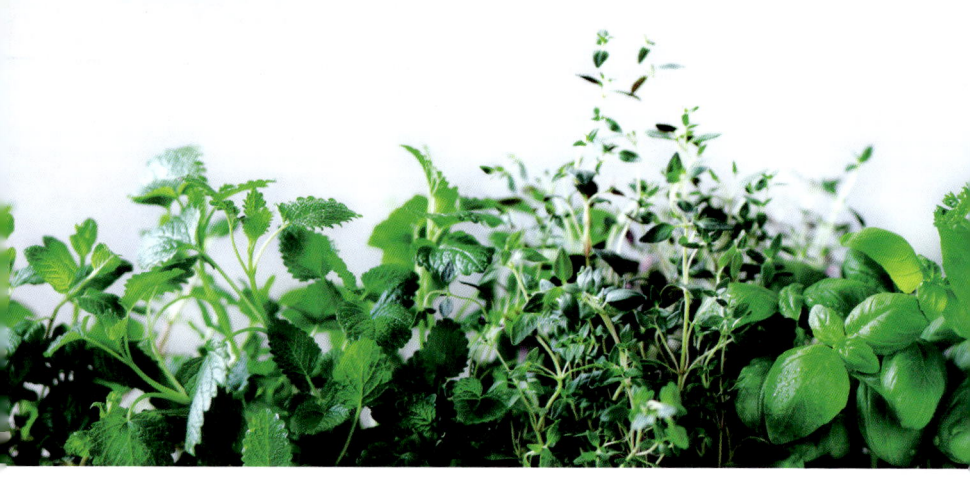

Antibakterielle und antivirale Pflanzen

Pflanzen sind darauf angewiesen, sich vor allen möglichen Umwelteinflüssen zu schützen. Wachsen sie in heißen Gegenden, entwickeln sie Mechanismen, um sich vor Austrocknung zu bewahren. Sind Pflanzen starker Sonneneinstrahlung ausgesetzt, bilden sie als natürlichen Sonnenschutz mehr sekundäre Pflanzenstoffe wie Chlorophyll, Lycopin oder Anthocyane.

Pflanzen produzieren auch Wirkstoffe, mit denen sie sich vor Viren, Bakterien und Pilzbefall schützen. Diese Pflanzen, besser gesagt, ihre Wirkstoffe, können wir uns zunutze machen.

Die Antibiotika der Pharmaindustrie können in akuten Notfällen lebensrettend sein. Wenn man jedoch zur Kenntnis nimmt, dass in Deutschland pro Jahr 650 Tonnen Antibiotika geschluckt werden, kann man sich des Eindrucks nicht erwehren, dass oft mit Kanonen auf Spatzen geschossen wird. Werden Antibiotika zu häufig oder über einen langen Zeitraum eingenommen, hat das für unseren Körper zwei wesentliche Nachteile:

1. Die menschliche Darmflora wird angegriffen. Ein Antibiotikum aus dem Labor unterscheidet nicht zwischen guten und schlechten Bakterien. Die probiotische Darmflora wird dezimiert. Das schadet nicht nur der Verdauung, sondern auch ganz erheblich unseren Abwehrkräften. Im Kapitel über den Darm am Ende des Buches erfahren Sie mehr über diese Zusammenhänge.
2. Antibiotika schädigen auch unsere Mitochondrien. Das sind die Energiekraftwerke in unseren Zellen. Biologen gehen davon aus, dass unsere Mitochondrien durch aerobe Bakterien im Laufe der Evolution entstanden sind. Forscher der Universität Boston untersuchten im Jahr 2013 die Wirkung von Antibiotika auf die Kraftwerke der Zellen. Durch die vermehrte Bildung von Sauerstoffradikalen kam es bereits nach viertägiger Antibiotikaeinnahme zu Funktionsstörungen in den Mitochondrien. Der oxidative Stress schädigt nachweislich die mitochondriale DNA, Proteine und Lipide der Zellorganellen.

Der inflationäre Gebrauch von Antibiotika in den vergangenen Jahrzehnten hat auch zur Folge, dass laut offiziellen Angaben pro Jahr in der EU rund 33.000 Menschen durch antibiotikaresistente Keime sterben. Alle diese Nachteile gibt es bei antibiotisch wirkenden Pflanzen nicht. Grund genug, sich näher damit zu beschäftigen.

Die Liste der Heilpflanzen mit antiviraler und antibakterieller Wirkung ist lang. Einige von ihnen wie Knoblauch, Brunnenkresse, Meerrettich, Zwiebel oder Melisse wachsen in heimischen Gefilden. Andere wie Aloe vera, Zimt, Kurkuma, Gewürznelken, Zistrosen oder Eukalyptus gedeihen besser in wärmeren Gegenden.

Jede Heilpflanze hat über hundert Inhaltsstoffe. Für die antibiotische und antivirale Wirkung sind in erster Linie ätherische Öle, Polyphenole, Bitter- und Gerbstoffe verantwortlich. Es würde den

Rahmen des Buches sprengen, wenn man alle Heilpflanzen, die man gegen Viren und Bakterien einsetzen kann, näher beschreiben wollte. Eine Auswahl an bewährten Mitteln soll an dieser Stelle genügen.

Kurkuma

Kurkuma – die goldene Wurzel – wird inzwischen für zahlreiche Indikationen eingesetzt, nicht nur in der traditionellen indischen Medizin, sondern längst auch bei uns. Der Hauptwirkstoff in Kurkuma (auch Curcuma geschrieben) wird als Curcumin bezeichnet und besitzt gleich mehrere pharmakologische Wirkungen. So nutzt man beispielsweise die entzündungshemmenden, aber auch die krebsfeindlichen, antioxidativen und antibakteriellen Eigenschaften des Curcumins.

Kurkuma stärkt die natürlich vorhandene Funktionsfähigkeit des Immunsystems durch seine zellschützende Kraft. Mit dem passiven Zellschutz geht auch eine aktive Abwehr einher, die es Viren, Parasiten, Bakterien und freien Radikalen erheblich schwerer macht, den Körper zu schwächen. Kurkuma wirkt als starkes Antioxidans und

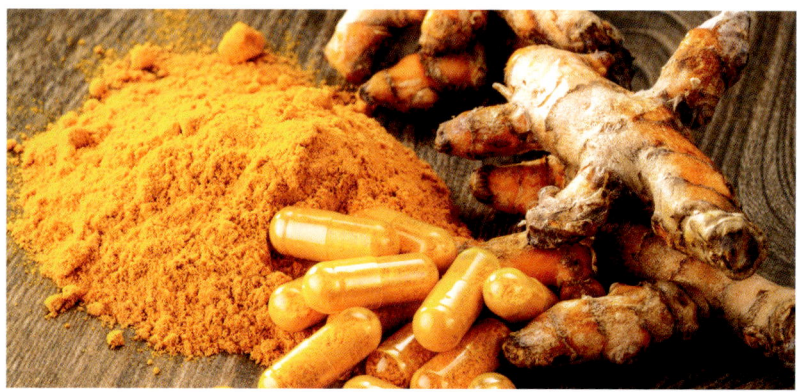

Natürlich immun

hat in dieser Funktion vor allem freie Radikale im Visier, die den Körper schädigen. Bei bakteriellen und viralen Infektionen ist dies besonders wichtig, da es im schlimmsten Fall zu einem Zytokinsturm kommt. Dies kann lebensbedrohlich sein.

Im Zuge einer Überreaktion des Abwehrsystems werden extrem viele Zytokine (Entzündungsbotenstoffe) freigesetzt, die zu massiven Entzündungsreaktionen und zu einem Lungenödem führen können. Laut Virologen spielt eine solche Reaktionsweise des Immunsystems auch bei den schweren Fällen von COVID-19 eine Rolle. Insgesamt geht es also bei einer Grippeinfektion in erster Linie nicht primär um eine Immunstärkung, sondern um Immunmodulation und Virenbekämpfung. Ein geeignetes Mittel muss daher sowohl antiviral als auch entzündungshemmend wirken. Hier ist Kurkuma besonders vielversprechend.

Eine Metastudie (bei der mehrere Studien ausgewertet werden), die in der Zeitschrift *Frontiers in Cell and Developmental Biology* veröffentlicht wurde, kommt zu dem Resultat, dass durch Curcumin ein Zytokinsturm abgeschwächt werden kann. Dies geschieht unter anderem durch die Hemmung entzündungsfördernder Zytokine / Interleukine wie IL-1, IL-6, IL-8 und TNF-alpha.

Das Immunsystem hat nicht nur die generelle Aufgabe, den menschlichen Körper zu schützen, sondern muss auch genau wissen, welche Zellen (körpereigene und fremde) gesunde Zellen sind und welche Zellen gefährlich werden können. Bei dieser wichtigen Aufgabe wird das Immunsystem von Kurkuma unterstützt, denn Curcumin bewirkt, dass genau diese Fähigkeit – die Unterscheidung zwischen guten und schlechten Zellen – bestens funktioniert. In Kombination mit Vitamin D wirkt Kurkuma noch einmal deutlich stärker auf die Modulation des Immunsystems.

Kurkuma optimiert auch die Ausbildung von T-Zellen, die ihren Beitrag zur Krankheitsbekämpfung leisten. Besonders wenn der

Körper sich geschwächt fühlt oder es auf die Hauptinfektionszeit zugeht, kann eine Extraportion Kurkuma hier merklich unterstützen.

Wir sehen also, dass Kurkuma auf mehreren Ebenen wirkt. Noch etwas ist wichtig: Die genannten Studien wurden nicht einfach mit dem Gewürz durchgeführt, sondern mit Extrakten, in denen die Wirkstoffe um das bis zu 70-fache konzentriert waren. Auch bei den Extrakten gibt es große Qualitätsunterschiede. Die Wurzel enthält fettlösliche und wasserlösliche Wirkstoffe. Die meisten Präparate enthalten nur die wasserlöslichen Curcumine. Eine lobenswerte Ausnahme ist hier das Produkt Kurkuma Optimum. Es enthält in einer Dose zwei verschiedene Kapseln.

Die Trockenextrakt-Kapseln enthalten die wertvollen wasserlöslichen Bestandteile der Kurkumawurzel. Hier wird der bekannte und durch Studien erforschte Curcumin-C3-Complex verwendet. Er ist einer der wissenschaftlich am besten untersuchten Kurkuma-Rohstoffe und weist eine 65-fach höhere Konzentration der Wirksubstanzen auf. Somit entspricht der Gehalt an Curcuminoiden einer einzigen Kapsel rund 29 Gramm der frischen Kurkuma-Wurzel.

Die Ölextrakt-Kapseln in Kurkuma Optimum enthalten neben flüssigem Sonnenblumenlecithin die öligen Bestandteile der Kurkuma-Wurzel. Sie wurden durch schonende Extraktion mittels natürlicher Quellkohlensäure gewonnen. Eine Kapsel enthält 210 mg ätherische Öle, bestehend aus alpha-Turmeron und beta-Turmeron. Der gemeinsame Verzehr der Kapseln erhöht die Bioverfügbarkeit der Curcuminoide. Bei diesem Kombi-Präparat wird auch bewusst auf die Beigabe des natürlichen Wirkkraftverstärkers Bioperin, einem Pfefferextrakt, verzichtet. Dadurch ist das Produkt auch für Menschen mit einem empfindlichen Darm besonders geeignet.

Zu Recht ist Kurkumaextrakt in den vergangenen Jahren recht populär geworden. Es ist wohl auch die Heilpflanze, die am besten durch Studien erforscht ist. Gibt man in der medizinischen Datenbank *PubMed* den Suchbegriff Curcumin ein, findet man über 16.000 Studien dazu. Bei entzündlichen Krankheiten möchte man keinesfalls auf Kurkuma verzichten. Gerade bei Darmentzündungen ist jedoch unbedingt darauf zu achten, dass kein Piperin enthalten ist. Bei parasitären, bakteriellen und Viruserkrankungen ist es fast schon als „Kunstfehler" zu bezeichnen, wenn man nicht begleitend Kurkumaextrakt einnimmt.

Ingwer

Zu den Ingwergewächsen gehört neben Kurkuma und Galgant auch der allseits beliebte Ingwer. Er ist nicht nur ein einmaliges Gewürz, sondern auch seit Jahrtausenden eine außergewöhnliche Heilpflanze.

Ingwer stammt ursprünglich aus Asien. Mittlerweile findet sich die frische Wurzel in jedem Super- oder Biomarkt.

In einer Studie der University of Texas konnten mehr als vierhundert Inhaltsstoffe in der Ingwerwurzel bestimmt werden. Der scharfe Geschmack etwa geht auf Gingerol, Shogaol und Zingeron zurück, die zu den Hauptwirkstoffen gehören. Insgesamt wurden im Ingwer sechs Scharfstoffe identifiziert. Diese wirken unter anderem entzündungshemmend, antibakteriell, antiviral und antioxidativ. Zugleich erweitern sie die Blutgefäße, wirken also durchblutungsfördernd.

Ingwer gehört übrigens zu den 16 Prozent der Naturheilpflanzen, die in anerkannten medizinischen Publikationen erwähnt werden. Im Jahr 2018 wurde er sogar zur Heilpflanze des Jahres gekürt.

Seine antibakteriellen Eigenschaften können vor Infekten schützen und so helfen, gesund durch den Winter zu kommen. Die heilende Wurzel wärmt von innen, fördert die Durchblutung und stärkt damit die Abwehr. Besonders das Shogaol verringert das Risiko, dass Viren sich im Körper ausbreiten, „da es den entzündungsaktivierenden Multiprotein-Komplex, das NLRP3, hemmt", wie der Biologe und Sportwissenschaftler Dr. Wolfgang Feil auf seiner Homepage schreibt.

Es gibt zwei Gründe, warum wir uns in der kalten Jahreszeit häufiger eine Erkältung zuziehen als im Sommer: Zum einen lieben Erkältungsviren kalte, trockene Luft und zum anderen wirkt sich die Kälte negativ auf die Durchblutung des Körpers aus.

Oft sind kalte Füße mit schlechter Durchblutung die Ursache dafür, dass Bakterien und Viren ein leichtes Spiel haben. Ein warmes Fußbad bewirkt da wahre Wunder. Im Jahr 2018 nahmen an einer Studie der Universität Tübingen 17 Probanden teil. Bei allen Teilnehmern wurden Fußbäder angewendet. Eine erste Gruppe erhielt nur warmes Wasser, bei einer zweiten Gruppe wurde das Wasser mit Senf angereichert und bei einer dritten Gruppe wurde es mit Ingwer versetzt. Die Wissenschaftler stellten fest, dass die Füße sowohl durch Ingwer als auch durch Senf besser aufgewärmt wurden als durch Wasser ohne diese Zusätze. Doch nur mit der Ingwerwurzel hielt die wärmende Wirkung auch länger an.

Ingwer hilft aber auch, wenn ein grippaler Infekt bereits ausgebrochen ist. Eine Erkältung geht oft mit Husten einher, der die Keime aus dem Körper befördert. Die Ingwerknolle beruhigt die Schleimhäute in den Bronchien und fungiert zugleich als Schleimlöser. Die schleimlösende Wirkung beruht darauf, dass der Schleim verflüssigt wird und man ihn dadurch besser abhusten kann.

Empfehlung: Nehmen Sie bei einer Erkältung ein ca. 5 cm langes Stück frischen Ingwer als Aufguss zu sich. Am besten schneidet man die Menge klein und übergießt sie mit einem Liter kochendem Wasser. Sobald es abgekühlt ist, kann das Ingwerwasser nach Belieben mit Honig gesüßt und über den Tag verteilt getrunken werden.

Cistus (Zistrose)

Zistrosen sind typische Gewächse der Macchia, einer Zwerg-strauchvegetation im Mittelmeerraum. Sie blühen von April bis Juni in vielen Schattierungen von weiß bis rot. Ihre Blätter enthalten ätherische Öle, Harze und Polyphenole. Ursprünglich stammt die Zistrose aus Griechenland. Ladanum oder Labdanum, das Harz der Zistrosenblätter, war im Altertum ein Exportartikel nach Ägypten und galt als wichtiges Ingredienz von duftenden Salben. Bis heute ist Ladanum für die Parfümerie von Bedeutung.

Der Vorteil dieser Pflanze ist, dass sie in einem mediterranen Ökosystem aufwächst. Sie ist Wassermangel, starker Sonnenein-strahlung sowie hohen Temperaturen ausgesetzt. Durch diese enor-men Stressfaktoren produziert sie einen hohen Anteil an Polyphe-nolen, einen Teil davon als Flavonoide. Diese sekundären Stoffe schützen die Pflanze und machen sie resistenter gegen Krankheiten. Für den Menschen sind Polyphenole wichtige Antioxidantien, die wir für eine gute Gesundheit benötigen. Sie aktivieren diverse Zell-typen des Immunsystems und zeigen unter anderem eine entzün-

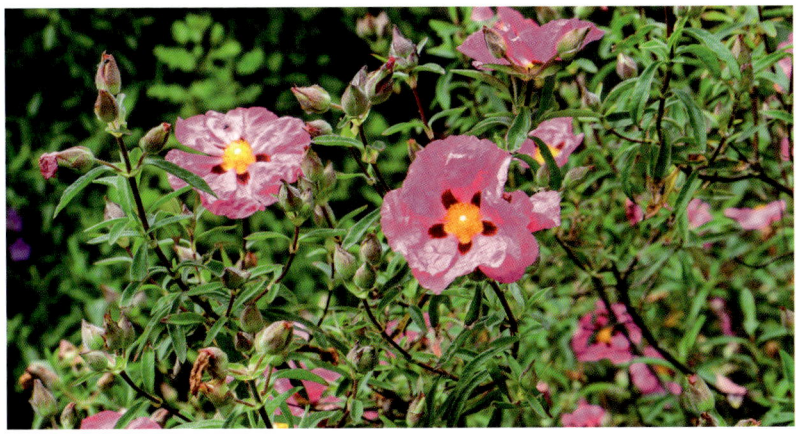

dungshemmende und antioxidative Wirkung, indem sie freie Radikale binden. Das alles sind gute Gründe, bei einer Infektion auch Polyphenole in ein Behandlungskonzept einzubeziehen.

Cistus (auch Cystus geschrieben) wird seit der Antike als Heilmittel in der traditionellen Medizin verwendet – vor allem bei Erkältungen, Magen-Darm-Beschwerden, zur Wundbehandlung und bei Hautkrankheiten. Heute ist Tee die gebräuchlichste Anwendung. Der Geschmack ist sehr angenehm. Man kann einfach etwas Honig und/oder einen Spritzer Zitronensaft dazugeben. Sehr praktisch sind auch Cistus-Lutschpastillen, die gerade in der Grippezeit sehr sinnvoll sind.

Im Jahr 1999 wurde im Fachmagazin *Thérapie* eine Studie der Universität von Marrakesch (Marokko) veröffentlicht. Darin zeigte man in Zellversuchen, wie stark antibakteriell und pilzfeindlich die Blattextrakte von *Cistus incanus* wirken. In der Volksmedizin war man sich dieser antibakteriellen Wirkung längst bewusst. Die pilzfeindliche Wirkung der Zistrose ist heute angesichts der weiten Candida-Verbreitung ein wichtiges Mittel. Die Anwendung ist hier sehr einfach: Man trinkt über den Tag verteilt rund einen halben bis einen Liter Zistrosentee.

Im Jahr 2009 wurden die ersten klinischen Studien in Deutschland mit der Zistrose durchgeführt. An der Charité in Berlin initiierten Forscher eine randomisierte und placebokontrollierte Studie mit 160 Patienten, die an einer Erkältung (Infektion der oberen Atemwege) litten. Sie erhielten einen Zistrosenextrakt, der einen hohen Prozentsatz an Polyphenolen enthielt und sich in der Vergangenheit bereits als stark antiviraler Wirkstoff gegen Grippe bewährt hatte. Die meisten Erkältungssymptome und auch der Entzündungsmarker CRP nahmen in der Zistrosen-Gruppe signifikant ab, während es in der Placebo-Gruppe zu einer kaum auffälligen Verbesserung kam.

Auch in den vergangenen Jahren hat die grau behaarte Zistrose wiederholt für Aufsehen gesorgt: Unter anderem konnten Wissenschaftler am Helmholtz Zentrum München zeigen, dass Cistusextrakte in Zellkulturen gegen HI-Viren aktiv werden und eine Infektion blockieren.

Aus anderen Studien gibt es ebenfalls Hinweise, dass Cistusauszüge bei viralen Infektionen helfen. Dabei geht man davon aus, dass die Extrakte die Virenhülle so verändern, dass die Erreger am Eintritt in die Wirtszelle gehindert und schließlich auf natürlichem Wege vom Körper ausgeschieden werden.

In einer weiteren Studie wurden dreihundert Probanden mit Infektionen der oberen Atemwege untersucht. Eine Gruppe der Patienten erhielt für einen bestimmten Zeitraum einen Cistusextrakt, die andere Gruppe grünen Tee. Das Ergebnis: Bei den mit Cistus behandelten Probanden verbesserten sich die Symptome der Atemwegsinfektion deutlich stärker als bei denen, die in derselben Zeit grünen Tee tranken. Aufgrund dieser Beobachtungen eignet sich Cistustee also zur Linderung von Erkältungskrankheiten und als vorbeugendes Mittel während der Grippesaison.

Darüber hinaus wirkt die Substanz stark antioxidativ und hilft damit bei der Entgiftung des Körpers.

Oregano-Öl

Oregano ist ein aromatisches Kraut, das in der modernen Küche kaum noch wegzudenken ist. Die Pflanze wird in getrockneter Form im Mittelmeerraum schon seit vielen Jahrzehnten zum Würzen verschiedenster Speisen verwendet. Was weniger bekannt ist: Oregano hat auch antimikrobielle Eigenschaften und wird vor allem in der Naturheilkunde als Extrakt bei der Bekämpfung von Pilzen, Bakterien, Viren und Parasiten mit Erfolg eingesetzt.

Die wichtigsten Inhaltsstoffe von Oregano sind seine ätherischen Öle, die einen Anteil von bis zu vier Prozent ausmachen können. Das Öl enthält vor allem die beiden Phenole Thymol und Carvacrol. Beide Substanzen gelten seit Jahrtausenden als antiseptisch. Schon die alten Ägypter wussten um die antibakterielle und fungizide Wirkung von Carvacrol und Thymol und verwendeten deshalb Thymian und Oregano zur Einbalsamierung von Mumien. Aber auch zahlreiche Terpene sind in Oregano-Öl enthalten. Die meisten, wie beispielsweise Limonen, Ocimen oder Linalool, haben antivirale Eigenschaften. Darüber hinaus sind sie infektions- und entzündungshemmend. Manche Terpene wirken sogar schmerzlindernd.

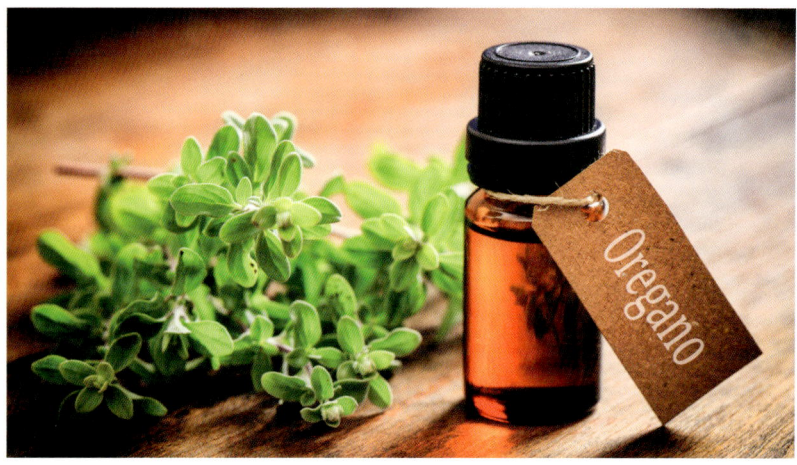

Oregano-Öl enthält zudem einige Ester: Geranylacetat und Linalylacetat, die auch in Lavendel und Salbei vorkommen. Beide Substanzen haben eine fungizide und beruhigende Wirkung. Auch die hohen Mengen an Antioxidantien wie Phenolsäuren und Flavonoiden machen Oregano-Öl zu einer wirksamen Substanz gegen Pilze und Parasiten. Für die Beurteilung der Heilwirkung einer Pflanze ist es

Natürlich immun

allerdings wichtig, einzelne Wirkstoffe nicht isoliert zu betrachten, sondern das Zusammenspiel aller Komponenten zu berücksichtigen. So machen erst alle Inhaltsstoffe zusammengenommen den Oregano zu einem potenten Mittel gegen zahlreiche Krankheitskeime und Erkrankungen. Oregano wurde in vielen alten Kräuterbüchern erwähnt, oft unter der vielsagenden Bezeichnung „Wohlgemuth".

Oregano-Öl verfügt über vielfältige Heilkräfte. Es wirkt appetitanregend und verdauungsfördernd. Die ätherischen Öle in Oregano lösen Schleim und fördern den Auswurf, wodurch typische Symptome einer Erkältung mit Halsschmerzen, Schnupfen und Husten schneller bekämpft werden können.

Auch bei Ohrenschmerzen hat Oregano-Öl einen positiven Effekt. So kam eine 2005 im *Journal of Infectious Diseases* veröffentlichte Studie zu dem Schluss, dass die ätherischen Öle, die in den Gehörgang geträufelt werden, wirksam gegen akute Mittelohrentzündung sind.

Gut gegen bakterielle Infektionen

Wichtig ist aber vor allem die heilende Wirkung von Oregano-Öl gegen Bakterien, Viren, Pilze und sogar Parasiten. Eine hohe Aktivität wurde gegen Escherichia coli beobachtet, was nahelegt, dass Oregano-Öl gegen Durchfallerkrankungen helfen kann. Für Durchfall gibt es viele unterschiedliche Ursachen. Diarrhoe kann nicht nur durch Kolibakterien verursacht werden, sondern auch durch Viren, Pilze oder Parasiten. „Gegen all diese Krankheitserreger sind die Inhaltsstoffe von Oregano aktiv", schreibt Josef Pies in seinem Buch *Oregano – Heilkraft im Gewürzregal*.

In den vergangenen Jahren hat sich die Wissenschaft intensiv mit den Auslösern für Magengeschwüre beschäftigt. Als maßgeblicher Verursacher gilt nicht eine Übersäuerung des Magens, sondern ein Bakterium namens Helicobacter pylori. Da Oregano-Öl Bakterien abtötet, liegt es nahe, dass es sich auch gut bei der Behandlung eines Magengeschwürs einsetzen lässt.

Hilfreich gegen Pilzerkrankungen

Darüber hinaus wurde die Wirksamkeit des Oregano-Öls auch bei Pilzinfektionen untersucht. In mehreren Studien wurde festgestellt, dass zum Beispiel die Wirkung des Öls gegen den Hefepilz Candida albicans handelsübliche Pilzmedikamente in den Schatten stellt.

Candida albicans ist ein Hefepilz, der bei etwa 75 Prozent aller Menschen im Darm angesiedelt ist. Meist erfolgt die Infektion bereits bei der Geburt oder im Kindesalter. Normalerweise wird der Pilz in seinem Wachstum vom Immunsystem und den anderen Darmbakterien in Schach gehalten. Kommt das natürliche Darmmilieu jedoch aus dem Gleichgewicht, vermehrt sich Candida nahezu ungezügelt und verursacht verschiedene Beschwerden.

Candida ernährt sich primär von Zucker und isolierten Kohlenhydraten. Daher ist ein Heißhunger auf diese Speisen ein erster Hinweis auf eine Fehlbesiedlung im Darm. Eine Ernährungsumstellung und die Reduzierung der Pilzbelastung sind das Gebot der Stunde, um den Gesundheitszustand zu verbessern.

Die Symptome einer Candida-Pilzbelastung sind sehr vielfältig und reichen von Allergien über Infektanfälligkeit, Verdauungsbeschwerden, Müdigkeit, Konzentrationsmangel, Stimmungsschwankungen bis hin zu schweren Leiden wie Krebs, MS oder Parkinson.

Sie werden sich jetzt sicherlich fragen, wie ein einzelner Pilz so viele unterschiedliche Krankheiten und Symptome verursachen kann. Die Erklärung ist recht einfach. Pilze haben einen eigenen Stoffwechsel. Sie ernähren sich hauptsächlich von Zucker – daher der Heißhunger auf zuckerhaltige Lebensmittel. Pilze scheiden aber auch Giftstoffe aus, die sogenannten Mykotoxine.

Pilzgifte wirken stark leberschädigend und gelten als ein Faktor, der die Entstehung von Krebs begünstigt. Der italienische Arzt Dr. Tullio Simoncini ist der Ansicht, dass sämtliche Krebsfälle durch Candida albicans bedingt seien. Er sieht daher Krebs als eine Mykose.

Candida begünstigt auch die Entstehung neurologischer Erkrankungen. Der Darmpilz produziert unter anderem Acetaldehyd, ein schweres Nervengift, das dem Formaldehyd ähnelt. Acetaldehyd beeinträchtigt sehr stark unsere Gehirnleistung und das Koordinationsvermögen. Das ätzende Acetaldehyd kann die Nervenfasern in unserem Körper zerstören. So sind neurologische Erkrankungen wie MS, Parkinson und Alzheimer, Autismus oder ADHS erklärbar. Auch Angst, Reizbarkeit, Benommenheit und Depressionen können durch die Zerstörung von Nerven und Gehirnzellen verursacht werden. Die Behandlung einer Pilzinfektion im Darm hat daher bei vielen chronischen Erkrankungen eine hohe Priorität.

In der Naturheilkunde wird Oregano-Öl seit vielen Jahren bei chronischen Pilzinfektionen des Magen-Darm-Bereichs – vor allem bei Candida – mit gutem Erfolg eingesetzt. Im Vergleich ist es anderen ätherischen Ölen (z. B. Teebaumöl oder Thymian-Öl) deutlich überlegen und wirkt darüber hinaus gegen bakterielle Keime ähnlich stark wie Antibiotika.

Hier taucht natürlich die Frage auf, ob Oregano-Öl auch die guten Darmbakterien dezimiert. Die Antwort: Nein! Man findet Berichte im Internet, wonach selbst die Joghurtherstellung funktioniert, wenn etwas Oreganoextrakt zugegeben wird. Das heißt mit anderen Worten, dass probiotische Keime sich in Anwesenheit von Oregano vermehren können.

Auch Hautpilzerkrankungen wie Fußpilz können mit Oregano-Öl effektiv behandelt werden. In den meisten Fällen klingen die Symptome bei der Anwendung von Oregano-Öl innerhalb von zweiundsiebzig Stunden wieder vollständig ab. Kosmetisch unschön und medizinisch bedenklich sind auch Nagelpilze. Hat sich ein Nagelpilz erst einmal eingenistet, ist ihm nur noch schwer beizukommen. Da kann ein Versuch, dem Übel mit Oregano zu begegnen, nicht schaden.

Wirksam gegen Entzündungen

Laut einer Untersuchung der Universität Bonn und der ETH Zürich enthält Oregano-Öl auch größere Mengen an Beta-Caryophyllen. Diese Substanz hat eine stark entzündungshemmende Wirkung. Entzündungen des Zahnfleischs lassen sich mit einer Spülung mit Oregano-Öl demnach wirksam behandeln. Auch zur Prophylaxe ist Oregano geeignet, denn die antimikrobiellen Inhaltsstoffe des Öls beugen Entzündungen im Mundraum vor. Selbst schmerzhafte Herpesbläschen, die durch Viren entstehen, heilen schneller ab. Oregano-Öl dringt hier in die Haut ein und entfaltet dann sein viruzides Potenzial. Das heißt: Seine Inhaltsstoffe greifen die Viren an und vernichten sie.

Bei Hautproblemen wie Akne oder unreiner Haut kann Oregano-Öl äußerlich angewendet werden. Ursache der Entzündungen bei Akne sind Bakterien und „weil Oregano bakterientötende Inhaltsstoffe enthält und über entzündungshemmende Eigenschaften verfügt, kann seine Anwendung bei dieser Erkrankung hilfreich sein", erklärt Josef Pies in seinem Buch. Bei sensibler Haut sollte man aber vorher Rücksprache mit dem Hautarzt halten. Selbst Warzen oder Insektenstiche lassen sich mit Oregano-Öl sehr gut behandeln.

Oregano-Öl hat, wie schon erwähnt, eine starke antioxidative Wirkung. So hat eine Studie herausgefunden, dass die ätherischen Öle im Oregano dazu beitragen, entzündliche Darmerkrankungen bei Mäusen zu mildern. Andere wissenschaftliche Untersuchungen zeigen, dass Oregano-Öl bei der Behandlung von rheumatischer Arthritis von Vorteil ist.

Multiresistente Keime: Wenn Antibiotika versagen, kann Oregano-Öl helfen

Oregano-Öl ist – wie bereits gesagt – ein außergewöhnlich kraftvolles natürliches Antibiotikum. Laut einem Bericht der britischen Zeitung *Daily Mail* wurde in einer britischen Studie herausgefunden, dass Oregano-Öl sogar gegen den gefürchteten Krankenhauskeim MRSA wirkt, und zwar besser als achtzehn getestete Antibiotika. Selbst in einer Verdünnung von 1:1000 erwies sich das Öl gegenüber diesem Keim als wirksam. MRSA ist einer der gefürchtetsten multiresistenten Keime, an dem jährlich etwa 800.000 Menschen in Deutschland erkranken. Fast 40.000 von ihnen sterben sogar daran. Besonders in Krankenhäusern findet der Erreger hervorragende Bedingungen, um sich zu verbreiten, und macht es aufgrund seiner Resistenz besonders schwer, ihm Einhalt zu gebieten. Leider ist die Medizin in Deutschland immer noch sehr unaufgeschlossen gegenüber alternativen Heilmethoden, obwohl die Ergebnisse aus den Forschungsarbeiten der britischen Wissenschaftler für sich sprechen.

Herstellung von Oregano-Öl

Am gebräuchlichsten ist die Gewinnung ätherischer Öle mittels Wasserdampf-Extraktion. Dazu werden die zerkleinerten Pflanzenteile auf einen Gitterrost gelegt und es wird Wasserdampf hindurchgeschickt. Dadurch werden die Öltropfen aus den Pflanzen gelöst und steigen mit dem Wasserdampf auf. In einem gekühlten Rohr verflüssigen sich Wasser und Öl wieder und werden in einem Behälter aufgefangen. Nun kann das auf der Wasseroberfläche schwimmende Öl abgeschöpft werden.

Aus 50 Kilogramm Oreganoblättern wird ein Liter Oregano-Öl gewonnen. Eine besonders schonende Art der Extraktion erfolgt mit natürlicher Quellkohlensäure. Das hat zusätzlich den Vorteil, dass mit Quellkohlensäure gewonnene Oreganoextrakte keine schädlichen Pyrrolizidinalkaloide (PAs) enthalten.

Kaum Nebenwirkungen

Im Gegensatz zu Antibiotika hat Oregano-Öl keine Nebenwirkungen. Allerdings kann es sein, dass es anfangs bei pathogenen Keimen im Darm zur sogenannten Herxheimer-Reaktion kommt. Dabei handelt es sich um eine Erstverschlechterung aufgrund der Tatsache, dass die Keime durch das Oregano-Öl in großer Zahl absterben und somit eine beachtliche Menge an Toxinen freisetzen. Sie verursachen Schwindel, Müdigkeit, Kopfschmerzen oder Schlaflosigkeit. Bei regelmäßiger Einnahme des Oregano-Öls kann diese Reaktion zwischen einigen Tagen und mehreren Wochen andauern. In den meisten Fällen flachen diese Vergiftungserscheinungen aber schon innerhalb kurzer Zeit deutlich ab. Das Positive an der Herxheimer-Reaktion ist: Das Oregano-Öl macht den krank machenden Darmkeimen den Garaus.

Erwähnt werden muss auch, dass Oregano-Öl blutverdünnend wirkt. Die Wirkung von blutverdünnenden Medikamenten kann also verstärkt werden. Für Menschen, die keine Arzneien einnehmen, kann Oregano-Öl zur Verbesserung der Blutqualität und damit vorbeugend gegen Thrombosen wirken.

Oregano-Öl sollte nicht während der Schwangerschaft und Stillzeit eingenommen werden, da es die Menstruation fördert. Auch bei Babys und Kleinkindern ist Zurückhaltung geboten. Hersteller weisen darauf hin, dass verdünntes Oregano-Öl erst ab dem fünften Lebensjahr eingesetzt werden sollte.

Allergien gegen wild wachsende Gewürze sind zwar selten, können aber vorkommen. Löst das Oregano-Öl tatsächlich eine allergische Reaktion aus, sollte man es sofort absetzen. Zudem darf Oregano-Öl auf keinen Fall auf empfindliche Schleimhäute aufgetragen werden, um Reizungen zu vermeiden. Wer an Eisenmangel leidet, sollte es zwei Stunden vor oder nach den Mahlzeiten einnehmen, da das Kraut die Eisenaufnahme behindern kann.

Tipps zur Anwendung

Bei Beschwerden wie einer Candida-Infektion hilft das Oregano-Öl besonders gut. Pures Oregano-Öl ist jedoch zu intensiv. Empfehlenswert sind verdünnte Tropfen oder – noch besser – Kapseln, die mit Kokosöl gemischt sind. Man nimmt die Tropfen oder Kapseln mindestens zehn Tage lang ein- bis dreimal täglich ein. Anschließend macht man eine zweitägige Pause und beginnt dann mit einer erneuten zehntägigen Einnahme. Gleichzeitig muss viel Wasser getrunken werden, um den Organismus bei der Entgiftung zu unterstützen. Das Oregano-Öl tötet ja Bakterien, Viren und Pilze. Hilfreich sind auch Zeolith, grüne Tonerde und Chlorella-Algen, die eine Herxheimer-Reaktion abmildern.

Die verdünnten Tropfen aus Oreganoextrakt können bei Hautpilzproblemen auch äußerlich aufgetragen werden. Oregano-Öl kann man ebenso in Wasser geben (1 - 5 Tropfen pro Glas Wasser) und dann trinken oder den Mundraum damit spülen.

Zusammenfassend lässt sich sagen, dass Oregano-Öl viele Vorteile hat:

Es hat antioxidative, entzündungshemmende und antimikrobielle Eigenschaften.

Es bekämpft wirksam bakterielle sowie virale Infektionen, Pilzerkrankungen, Verdauungsprobleme und Entzündungen.

Es kann auf der Haut angewendet oder innerlich eingenommen werden.

Olivenblattextrakt – ein altbewährtes Heilmittel

Die medizinische Verwendung von Olivenbaumblättern ist Jahrtausende alt, hat aber bis heute nichts an Aktualität verloren. Der Extrakt von Olivenblättern ist wirksam gegen Bakterien, Viren, Pilze und Parasiten. Durch die Einnahme werden Gefäße von Ablagerungen befreit und Gifte aus dem Körper entfernt, die Entzündungsbereitschaft wird gesenkt.

Der Olivenblattextrakt wird aus den Blättern des Olivenbaums – des heiligen Baums griechischer Götter – gewonnen. Seit Jahrtausenden ist der Olivenbaum für die Ernährung der Mittelmeervölker unverzichtbar. Der gesundheitliche Nutzen seiner wundervollen Früchte, aus denen feinstes Olivenöl gepresst wird, ist hinlänglich bekannt. Doch wer kennt schon die Heilkraft der grau-grün-bläulich-silbrig schimmernden Olivenblätter? Wohl nur wenige in der Bevölkerung.

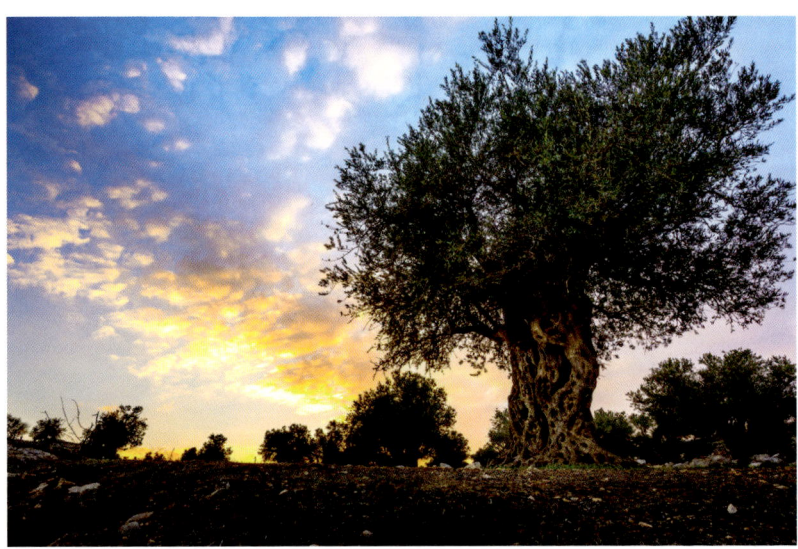

Natürlich immun

Viele der in den Blättern vorkommenden natürlichen Substanzen finden sich hier in hoher Konzentration wieder. Der Hauptwirkstoff im Blatt ist das Oleuropein. Das ist ein Bitterstoff mit stark antioxidativer Wirkung. Oleuropein ist unter anderem in Früchten und Blättern zu finden. In den Blättern soll das Antioxidans im Vergleich zum Olivenöl in einer 3.000-fach höheren Konzentration enthalten sein. Es sichert dem Olivenbaum das Überleben, denn es schützt ihn einerseits vor der Entstehung freier Radikale und andererseits vor den Schäden, die Insektenfraß, Bakterien-, Viren- und Pilzbefall anrichten. Der hohe Anteil an Oleuropein erhöht die Widerstandskraft des Olivenbaums und versetzt ihn damit überhaupt erst in die Lage, sein hohes Alter zu erreichen. Manche Exemplare sind ja mehr als tausend Jahre alt. Olivenblattextrakt wird daher von vielen Naturärzten und Heilpraktikern empfohlen, um – ähnlich wie der Olivenbaum – gesund alt zu werden.

Ein weiterer wichtiger Inhaltsstoff im Olivenblattextrakt ist das Chlorophyll. Es stimuliert die Bildung der roten Blutkörperchen, trägt zur Reinigung des Blutes bei und regt die Zellatmung an. Dies wirkt sich positiv auf die Regeneration und die Lebensdauer der Körperzellen aus. Infolgedessen verlangsamt ein hoher Anteil an Chlorophyll im Körper den Alterungsprozess erheblich.

Darüber hinaus enthält Olivenblattextrakt neben dem oben bereits vorgestellten Oleuropein noch weitere sekundäre Pflanzenstoffe wie Flavonoide, Phytosterine, Polyphenole, Glycoside, Terpene und Bitterstoffe. Auch diese Substanzen dienen nicht nur dem Olivenbaum als Schutz gegen Parasiten, Bakterien- und Pilzbefall sowie gegen Verbrennungen durch UV-A-Strahlen, sondern auch dem Menschen, der den Extrakt nutzt. Der Extrakt liefert die sekundären Pflanzenstoffe des Olivenblatts in hochkonzentrierter und wirksamer Form.

Die gesundheitlichen Gesamtwirkungen des Olivenblattextrakts beruhen auf dem perfekten Zusammenspiel seiner zahlreichen heilsamen Inhaltsstoffe. Sie wirken synergetisch und verstärken sich so in ihrer Wirksamkeit. Die starke antioxidative Kraft des Extrakts, sein hoher Chlorophyllgehalt sowie die große Anzahl der enthaltenen sekundären Pflanzenstoffe erklären die nachfolgenden Einzelwirkungen, die allesamt durch wissenschaftliche Studien belegt wurden.

Bakterien: Olivenblattextrakt kann gegen eine Vielzahl von bakteriellen Erregern eingesetzt werden, ohne dass die natürliche Darmflora beschädigt wird. Er wirkt beispielsweise bei Infektionen der oberen Atemwege, Leaky-Gut-Syndrom, Reizdarm, Colitis ulcerosa, Morbus Crohn, Nasennebenhöhlenentzündungen, Borreliose und Gastritis. Natürlich ist die Anwendung nicht vergleichbar mit einer antibiotischen Therapie, aber dennoch außerordentlich wirksam, sagt der Mediziner, Dozent und Buchautor Marcus Stanton, der in seiner Praxis viele positive Erfahrungen mit dem Extrakt gemacht hat. Vor allem kann Olivenblattextrakt problemlos über Monate angewendet werden.

Viren: Auch bei viralen Erkrankungen wirkt der Extrakt aus Olivenblättern – vom Pfeifferschen Drüsenfieber über das humane Papillomavirus bis zu Warzen und Herpes. Olivenblattextrakt entfaltet hier wie bei den Bakterien in mehrfacher Hinsicht seine heilende Wirkung: Er stimuliert die für die Abwehr zuständigen Organe, indem die Phagozytose-Aktivität das Immunsystem aktiviert und die Eindringlinge direkt angreift.

Pilze und Hefen: Klassische Medikamente gegen Pilze und Hefen haben oft viele Nebenwirkungen. Ganz anders der Olivenblattextrakt, da er weder toxisch noch organschädigend wirkt. Der innere Anwendungsbereich umfasst zum Beispiel Mund- und Vaginalpilze, aber auch Candida-Befall im Darm. Die äußerliche Anwendung ist bei Haut- und Fußpilzen direkt als Tinktur möglich.

Herz-Kreislauf-Erkrankungen: Olivenblattextrakt ist auch ein perfekter „Gefäßputzer". Der Extrakt befreit arterielle und venöse Gefäße von Ablagerungen. Gleichzeitig wird die Fließfähigkeit des Blutes verbessert. Damit werden nicht nur Durchblutungsstörungen beseitigt, sondern der Blutdruck wird auch auf natürliche Weise gesenkt. Parallel dazu wird das Herz-Kreislauf-System entlastet und die Versorgung der Zellen wird verbessert. 2011 belegte eine Studie in den USA, dass Olivenblattextrakt Bluthochdruck ebenso wirksam senken kann wie ein ACE-Hemmer und dabei sogar zusätzlich die Blutfettwerte positiv beeinflusst. Der Vorteil von Olivenblattextrakt ist, dass er im Gegensatz zu ACE-Hemmern keine Nebenwirkungen hat. Der Extrakt des Olivenbaums bringt nach Meinung des Arztes Marcus Stanton somit alle Voraussetzungen mit, um aus der Spirale immer neuer Präparate auszusteigen, mit der viele chronisch kranke Patienten in der Regel konfrontiert sind.

Entzündungen: Die im Olivenblattextrakt enthaltenen Polyphenole haben eine erhebliche Wirkung auf Entzündungsherde aller Art. Das gilt besonders für die sogenannten Leukotriene und Prostaglandine. Sei es Karies, Parodontose, Mundschleimhaut- oder Blasenentzündung – der Extrakt aus dem Olivenblatt bewirkt hier wahre Wunder. Da es bei Infektionen in der Regel zu Entzündungsreaktionen kommt, sind Polyphenole eine sinnvolle Begleittherapie. Auch Polyphenole aus Grüntee, oligomere Proanthocyanidine (OPC) oder Pinienrindenextrakt (Pycnogenol) haben sich hier bestens bewährt.

Ausleitung: Studien haben gezeigt, dass Olivenblattextrakt maßgeblich die Ausleitung von Giften wie etwa Amalgam, Aluminium oder Blei im Körper unterstützt. Parasiten, die oft mit Giftbelastungen einhergehen, werden ebenfalls reduziert und der Stoffwechsel wird angeregt.

Steigerung der Abwehrkräfte: Alles in allem hilft Olivenblattextrakt dem Körper dabei, die Abwehrkräfte zu stärken, die Anfälligkeit für Krankheiten zu mindern, die Vitalität zu erhöhen, sich vor Krankheitserregern zu schützen und damit gesund und munter alt zu werden.

Die Anwendung von Olivenblattextrakt eröffnet folglich neue Möglichkeiten in der Naturheilmedizin. Die Effekte sind vielfältig – bei akuten wie bei chronischen Leiden. Dennoch sollten Patienten auf keinen Fall eigenmächtig und ohne Rücksprache mit dem behandelnden Arzt ihre Medikamente absetzen. Olivenblattextrakt gibt es sowohl in fester als auch in flüssiger Form. Grundsätzlich können flüssige Extrakte des Olivenblatts vom Körper besser und schneller resorbiert werden. Kapseln haben wiederum den Vorteil, dass die Wirkstoffe höher dosiert sind als in der Tinktur. Zudem sind sie zum Mitnehmen für unterwegs sehr praktisch.

Grapefruitkernextrakt

„Es war der amerikanische Arzt und Immunbiologe Dr. Jacob Harich, der die besonderen Inhaltsstoffe der Grapefruit (einer Kreuzung aus Orangen und Pampelmusen) in den 1980er Jahren eher zufällig entdeckte", schreibt Günther H. Heepen in seinem Buch *Natürliche Virenkiller*. Harich war aufgefallen, dass die kleinen Kerne in seinem Komposthaufen nicht verrotteten. Es schien, als wären sie resistent gegen Schimmelpilze und Bakterien. Das machte ihn neugierig und er fand heraus, dass der Extrakt der Kerne auch lindernd auf verschiedene Infektionen von Haut und Schleimhaut wirkt. In weiteren Versuchen konnte Dr. Harich nachweisen, dass Grapefruitkernextrakt nicht nur Bakterien den Garaus macht, sondern auch Viren, vielen Pilzstämmen und Parasiten.

Heute bestätigen zahlreiche Labore, dass Grapefruitkernextrakt gegen mehr als achthundert verschiedene Arten von Bakterien und Viren und bei einhundert unterschiedlichen Pilzstämmen wirksam eingesetzt werden kann. Dabei sind im Gegensatz zu vielen synthetischen Medikamenten unerwünschte Nebenwirkungen nicht zu befürchten. Auch eine Resistenzbildung bei den Krankheitserregern, wie zum Beispiel bei bestimmten Antibiotikagruppen, wurde hier nicht beobachtet.

Grapefruitkernextrakt, der aus zermahlenen Kernen und häufig auch aus der Schale der Grapefruit gewonnen wird, enthält eine Vielzahl an wertvollen Bioflavonoiden, Limonoiden und Glycosiden. Limonoide und Glycoside kurbeln wissenschaftlichen Untersu-

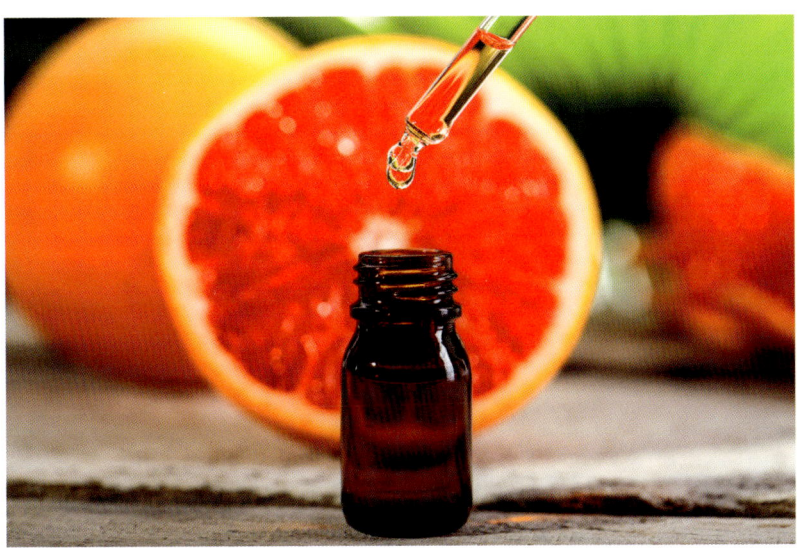

chungen zufolge verschiedene Stoffwechselvorgänge im Körper an. Flavonoide dagegen aktivieren diverse Zelltypen des Immunsystems und zeigen unter anderem eine entzündungshemmende und antioxidative Wirkung. Zudem binden sie freie Radikale und schützen Vitamin C vor Oxidation.

Für den bitteren Geschmack der Grapefruit ist übrigens das Bioflavonoid Naringin verantwortlich. Im Körper wird es zu Naringenin umgebaut, dem man eine wachstumshemmende Wirkung auf Bakterien, Pilze und Viren nachsagt. Qualitativ hochwertige Grapefruitkernextrakte haben einen Flavonoidgehalt zwischen 40 Prozent und 50 Prozent.

Grapefruitkernextrakt kann deshalb auch erfolgreich zur Behandlung von Erkältungen und grippalen Infekten eingesetzt werden. Antibiotika wirken immer nur dann, wenn die Erkrankung auf Bakterien zurückzuführen ist. Handelt es sich um eine virale Infektion, helfen Antibiotika nicht. Der Extrakt aus der Grapefruit dagegen unterstützt unser Immunsystem auch bei viralen Infekten. Als natürliches Heilmittel hat Grapefruitkernextrakt einen weiteren Vorteil: Durch die Einnahme wird die natürliche Darmflora nicht geschädigt, wie dies etwa bei Antibiotika der Fall ist.

Bei Entzündungen, Infektionen oder Pilzbefall äußerlicher oder innerlicher Art leistet der Grapefruitkernextrakt also wertvolle Dienste. Er kann äußerlich unverdünnt auf entzündete Hautstellen aufgetragen werden, auch auf Warzen oder Fuß- und Nagelpilz. Als besonders wirkungsvoll erweist sich die Substanz gegen Candida albicans, einen Hefepilz, der dafür bekannt ist, gegen viele Medikamente resistent zu sein.

In verdünnter Form kann das Produkt Entzündungen des Mund- und Rachenraums heilen. Innerlich eingenommen mobilisiert es die körpereigenen Abwehrkräfte und vernichtet fremde Eindringlinge wie Viren.

Die antibakteriellen und antiviralen Eigenschaften wurden in verschiedenen medizinischen Studien bewiesen. Forscher der University of Texas konnten im Jahr 2002 in einer Studie über Grapefruitkernextrakt diese Wirkung auf eine Reihe bakterieller Erreger und Organismen nachweisen. Eine weitere Studie um ein japanisches Forschungsteam untersuchte einige Jahre später die entzündungshemmenden Effekte auf verschiedene Viren und Bakterien in Labortests. Gegen alle getesteten Typen war Grapefruitkernextrakt durchweg wirksam. Die Wissenschaftler stellten damals außerdem fest, dass die Substanz ein effektives Desinfektionsmittel für Mensch und Tier ist. Dabei ist es für die Haut und die Schleimhäute unschädlich.

Für sich genommen hat Grapefruitkernextrakt keinerlei Nebenwirkungen. In Verbindung mit verschiedenen verschreibungspflichtigen Arzneimitteln können aber unerwünschte Wechselwirkungen entstehen. Das trifft auch auf Grapefruitsaft zu. Wenn man ihn regelmäßig trinkt, werden manche Medikamente in ihrer Wirkung verstärkt, andere wiederum abgeschwächt. Im Zweifelsfall wird eine Rücksprache mit einem naturheilkundlichen Arzt oder Heilpraktiker empfohlen, bevor die Einnahme des Extrakts über einen längeren Zeitraum neben Medikamenten erfolgt.

Holunder

Es gibt in der Natur mehr als zehn Arten der Gattung Holunder. In der Naturheilkunde spielt dabei der schwarze Holunder die wichtigste Rolle. Die weißen, zarten Blüten als auch die schwarzroten Beeren der Pflanze zeichnen sich durch ihren besonders hohen Gehalt an Mineralstoffen, Flavonoiden und Vitaminen aus und gehören damit zu den wertvollsten Obstarten. Schwarzer Holunder

(*Sambucus nigra*) ist eines der wichtigsten Hausmittel gegen Schnupfen, was hauptsächlich den enthaltenen Flavonoiden zu verdanken ist. Sie hindern Schnupfenviren daran, mögliche Wirtszellen zu befallen und sich zu vermehren.

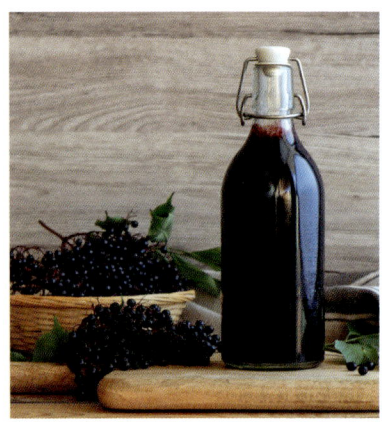

Im Schnitt leiden Erwachsene drei- bis viermal im Jahr an Erkältungskrankheiten. Mit mehr als 200 möglichen Virentypen sind die Schnupfenviren so unterschiedlich, dass eine generelle Immunität quasi unmöglich ist. Mit schwarzem Holunder lassen sich die häufigsten Schnupfenviren jedoch blockieren, die Erkältungsdauer verkürzen und die Symptome lindern.

In Studien hat sich gezeigt, dass die im Holunder enthaltenen Flavonoide wie Quercetin-3-Glucoside und Quercetin-3-Rutinoside stark gegen Schnupfenviren wirken. Zudem kommt den in den Holunderbeeren enthaltenen Anthocyanen (eine Untergruppe der Flavonoide) bei der Bekämpfung des Schnupfens eine besondere Rolle zu. So wirkt das Cyanidin-3-Glucosid sogar gegen Viren, die einen Schnupfen als Begleitsymptom einer Grippe auslösen können. Darüber hinaus blockieren Anthocyane die Viren derart, dass sie keine gesunden Zellen mehr befallen können. Das macht Holunder zu einem der wichtigsten Hausmittel gegen Erkältungskrankheiten. Die Heilpflanze wirkt sogar besser als übliche Medikamente, die nur die Symptome unterdrücken, das Problem aber nicht an der Wurzel packen. Naturheilmittel wie Holunder trainieren darüber hinaus unser Immunsystem, sodass es gegen den nächsten Infekt besser gewappnet ist.

Eine weitere wichtige Rolle wird dem im Holunder enthaltenen Vitamin C zugeschrieben. Allerdings hilft Vitamin C nur in großen Mengen von rund drei Gramm pro Tag gegen Erkältungen – Mengen, die mit dem Trinken eines Holundersafts oder der Einnahme eines Holunderextrakts nicht zu erreichen sind. Abgesehen davon ist das Zusammenspiel von Vitamin C und den gegen Schnupfen wirksamen Anthocyanen noch ungeklärt. Einige Studien weisen darauf hin, dass Vitamin C hier eine stabilisierende Wirkung hat. Andere Studien legen nahe, dass Vitamin C sich eher negativ auf den Gehalt an Anthocyanen auswirkt und zu deren Zerfall beiträgt.

Am besten trinkt man warmen Holundersaft bei den ersten Anzeichen eines Schnupfens in mehreren kleinen Einheiten (jeweils etwa 200 ml). Bei einer bereits ausgebrochenen Grippe ist die Kombination aus Saft und Holunderblütentee besonders effektiv.

Beifuß (Artemisia annua)

Artemisia annua, auch Einjähriger Beifuß genannt, ist mit unserer bekannten Beifußart *Artemisia vulgaris* verwandt und gehört zur Pflanzengattung Artemisia aus der Familie der Korbblütler. Die einjährige Pflanze wächst naturgemäß in Europa und Asien, wird aber auch in Afrika angebaut. *Artemisia annua* wird etwa 150 Zentimeter hoch, der Stängel ist meist kahl, die Laubblätter sind fein gefiedert und die Blüten gelb.

Artemisia annua kennt man in der chinesischen Volksmedizin schon seit 2.000 Jahren. Sie wird dort erfolgreich gegen Parasiten, Bakterien, Viren und Pilze sowie zur Stabilisierung des Immunsystems eingesetzt. Die Pflanze ist inzwischen sehr gut erforscht. Auf *PubMed* findet man über 4.600 Studien dazu, die Mehrzahl im Zusammenhang mit Krebs, Malaria und Infektionen. Bis heu-

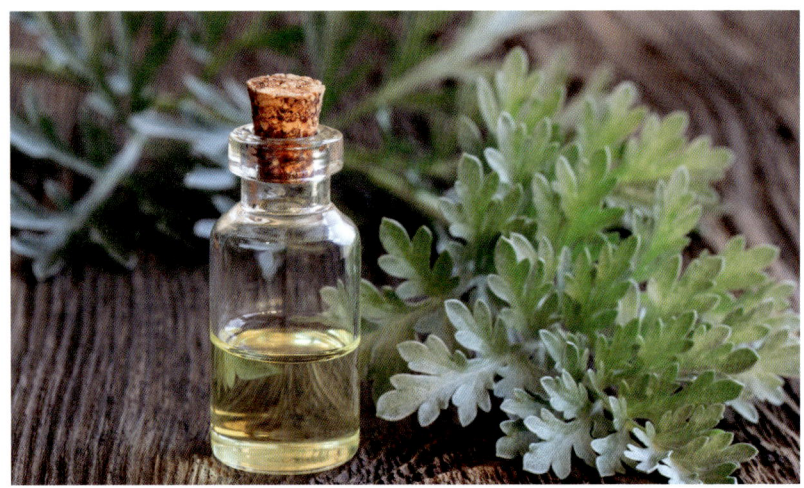

te konnten 245 verschiedene Wirkstoffe isoliert und nachgewiesen werden. Neben zahlreichen Polyphenolen sind auch Aminosäuren, Eisen, Mangan, Kalium, Calcium, Zink, Selen, Vitamin E sowie Bitterstoffe in ihr enthalten. Besonders interessant ist aber der Hauptwirkstoff Artemisinin.

Artemisinin ist ein sekundärer Pflanzenstoff, der in den Blüten und Blättern des Einjährigen Beifußes enthalten ist. Es reagiert sehr stark mit Eisenionen in den Zellen. Da Eisen stark zur Oxidation neigt, entstehen hierbei freie Radikale, die in diesem Fall positiv zu bewerten sind, weil dadurch Krankheitserreger vernichtet werden. Dieser Mechanismus ist auch der Grund dafür, dass Artemisia nie zusammen mit Eisen eingenommen werden darf, sondern immer außerhalb der Mahlzeiten eingenommen werden muss.

Der Arzt Dr. Andreas Dabsch schreibt auf seiner Webseite: „Interessanterweise hat Artemisinin ein noch weiteres Wirkspektrum, nämlich die Hemmung der Produktion bzw. der Ausschüttung verschiedener Virusarten wie

Natürlich immun

- Cytomegalievirus
- und anderer Viren der Herpesfamilie wie HSV-1 und EBV
- Hepatitis-B- und -C-Virus
- und des Flavivirus BVDV (bovine viral diarrhea virus)

Die starke antibakterielle und antifungale [Anm. d. Autors: gegen Pilze] Aktivität speziell von *Artemisia-annua*-Extrakten zum Beispiel gegenüber *Artemisia vulgaris* konnte ebenfalls nachgewiesen werden."

Entdeckt wurde der sekundäre Pflanzenstoff Artemisinin aus dem Einjährigen Beifuß 1972 von der chinesischen Chemikerin und Pharmazeutin Tu Youyou. Für ihre Arbeit erhielt die Wissenschaftlerin 2015 den Nobelpreis für Medizin. Anlass für ihre Forschungen war, dass Ende der 1960er Jahre gängige Medikamente gegen die Tropenkrankheit Malaria ihre Wirksamkeit verloren, weil der Malaria-Erreger – Parasiten namens Plasmodien, die sich mithilfe von Stechmücken verbreiten – zunehmend resistent wurde. Deshalb suchte Tu Youyou nach Alternativen in der traditionellen chinesischen Medizin. So stieß sie auf *Artemisia annua* und extrahierte daraus den Wirkstoff Artemisinin. Er ist seither die Grundlage einer Kombinationstherapie gegen Malaria und hat die Sterblichkeit von Malariapatienten deutlich verringert. Allerdings wirkt Artemisinin nur gegen die herkömmliche Malaria und nicht gegen die gefährliche Malaria tropica.

Es gibt mittlerweile deutliche Hinweise, dass *Artemisia annua* antiviral und fiebersenkend wirkt, besonders im Anfangsstadium einer Krankheit. Bereits beim Ausbruch von SARS-CoV-2 zeigten chinesische Studien, dass *Artemisia annua* ein wirkungsvolles pflanzliches Arzneimittel gegen das Virus ist.

Nun hat sich ein deutsches Forscherteam den Einjährigen Beifuß noch einmal vorgenommen und im Labor Extrakte aus der Pflanze an SARS-CoV-2 getestet. Die Federführung hatte Peter Seeberger, Direktor des Max-Planck-Instituts für Kolloid- und Grenzflächenforschung in Potsdam. Mit von der Partie waren auch Wissenschaftler der Universität von Kentucky. Dort wird die für die Studie verwendete Artemisia-Pflanze angebaut. Diese Züchtung hat einen besonders hohen Artemisiningehalt.

Ende Juni 2020 präsentierten Peter Seeberger und seine Kollegen erste Ergebnisse: Bei Zellversuchen im Labor hatten die Pflanzenextrakte Wirkung auf das Coronavirus gezeigt. Allerdings verhalten sich Wirkstoffe im menschlichen Körper keineswegs genauso wie im Reagenzglas. Ob *Artemisia annua* tatsächlich wirksam zur Vorbeugung oder Behandlung von COVID-19 ist, müsste nun in weiteren Studien mit an Corona erkrankten Personen überprüft werden. Generell ist *Artemisia annua* gut erforscht.

Der Einjährige Beifuß hat in der Regel keine Nebenwirkungen. Vereinzelt können Allergien sowie Gleichgewichtsstörungen auftreten und die Anzahl der weißen Blutkörperchen kann abnehmen.

Natürlich immun

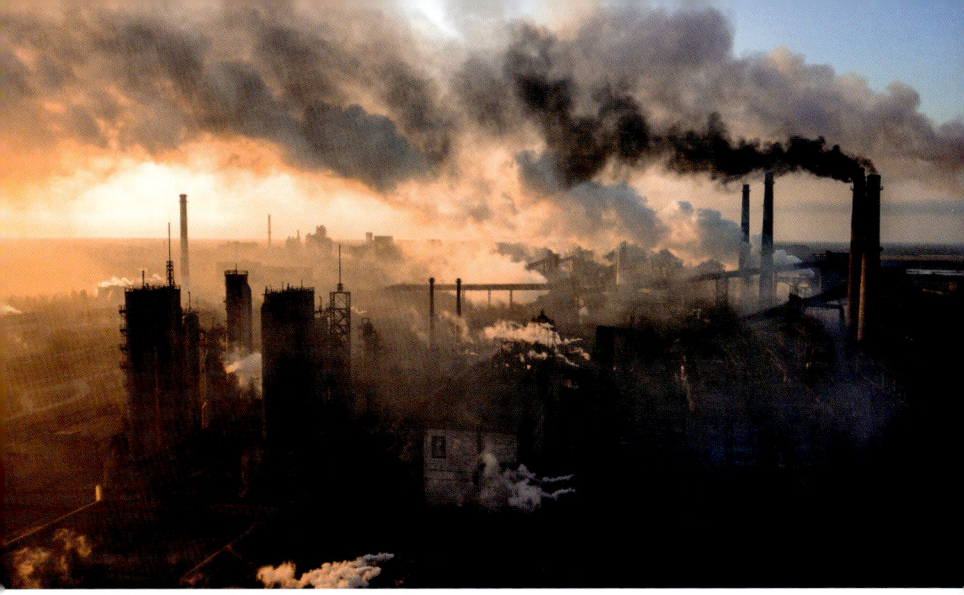

Krebs – ein Versagen des Immunsystems aufgrund von Umweltgiften?

In unserem Immunsystem spielen vor allem die weißen Blutkörperchen, auch Leukozyten genannt, eine zentrale Rolle. Sie arbeiten als „Müllabfuhr" des Körpers und machen alle möglichen Fremdkörper unschädlich – darunter Bakterien, Viren und entartete Zellen. Die Leukozyten werden wiederum unterteilt in Granulozyten, Monozyten (Fresszellen, Makrophagen) und Lymphozyten (B- und T-Lymphozyten). Auch Suppressorzellen und Killerzellen sind Bestandteile unseres Abwehrsystems.

Krebszellen entstehen in unserem Körper jeden Tag. Fast alle Tumorzellen werden jedoch durch das ausgereifte Zusammenspiel der Immunabwehrtruppen schnell unschädlich gemacht. Das passiert in unserem Organismus ständig, ohne dass wir es merken. Nun, warum bekommen dann manche Menschen trotzdem Krebs? Ist es ein Versagen des Immunsystems? Wenn ja, warum?

Im Jahr 2000 wurde eine enorm wichtige Studie veröffentlicht. Eine schwedische Forschergruppe hat die Vererbbarkeit von Krebs an 44.788 eineiigen Zwillingen untersucht. Bis zum Jahr 2000 ging man davon aus, dass viele Krankheiten, darunter auch Krebs, primär genetisch bedingt sind. Aus den Ergebnissen der schwedischen Studie lässt sich jedoch eindeutig ableiten, dass zwei Drittel aller Krebserkrankungen umweltbedingt sind. Stress und auch schlechte Ernährung spielen hier zweifelsohne eine Rolle. Doch in erster Linie sind es wohl die unzähligen Umweltgifte, die unsere Abwehrkräfte schwächen.

Laut einem Beitrag in der Online-Enzyklopädie Wikipedia werden jährlich weltweit rund 50 kg Chemikalien pro Person produziert. Zu den synthetisch hergestellten Stoffen gehören unter anderem Plastik, Baumaterialien, Dentalwerkstoffe, Lebensmittelzusatzstoffe, Aromastoffe, halogenierte Kohlenwasserstoffe, Biozide, Flammschutzmittel, Lösungsmittel, Weichmacher, Farben, Lacke, Medikamente, Dioxine oder synthetische Bekleidungsstoffe. In Deutschland leiden inzwischen rund fünf Prozent der Bevölkerung an einer multiplen Chemikalien-Sensitivität (MCS). Die Symptome können sehr vielfältig sein: Konzentrationsstörungen, Schwindel, Schmerzen, Atemnot, Muskelschwäche, Angst, Depression, Magen-Darm-Beschwerden, chronische Müdigkeit, Tumore, um nur einige Beispiele zu nennen. Das macht es für Ärzte schwer, hier die richtige Diagnose zu stellen. Hinzu kommt, dass es viel zu wenig Umweltmediziner gibt, die entsprechend geschult sind.

Giftstoffe schaden nicht nur dem Organismus insgesamt, sondern insbesondere auch dem Immunsystem.

Eine Vielzahl von Substanzen kann in höheren Dosen Krebs auslösen oder begünstigen. Sie werden als „Karzinogene" oder „Kanzerogene" bezeichnet. Eine ganze Reihe dieser Substanzen konnte mittlerweile identifiziert werden und jährlich kommen neue hinzu. Dass Umwelttoxine Krebs auslösen können, ist seit über 245 Jahren bekannt. Im Jahr 1775 diagnostizierte der englische Arzt Percivall Pott bei vielen Schornsteinfegern Krebs, der durch den ständigen Kontakt mit Ruß (aromatische Kohlenwasserstoffe) hervorgerufen wurde. Dass Metalle wie Arsen und Zinn Tumore verursachen können, ist seit Beginn des 19. Jahrhunderts bekannt. Heute gelten offiziell 120 Schadstoffe als karzinogen, darunter Asbest, Benzol, polyzyklische aromatische Kohlenwasserstoffe (PAK), Cadmium, Formaldehyd, Plutonium, Tabakrauch und Aflatoxine. Hinzu kommen noch 83 Schadstoffe, die als wahrscheinlich karzinogen eingestuft werden. In diese Kategorie fallen unter anderem Acrylamid, Benzpyren, Glyphosat und Titandioxyd.

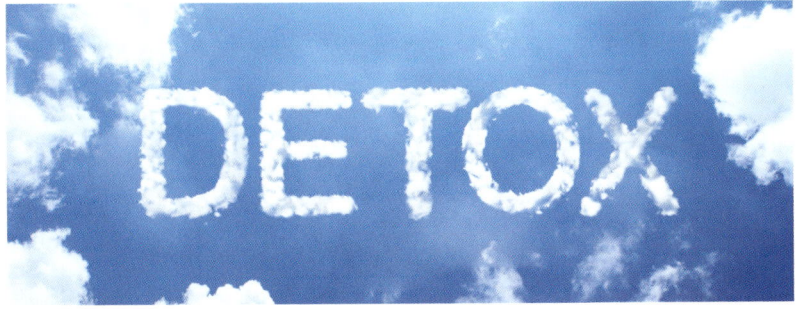

Wir sehen also, dass das Meiden von Schadstoffen und die regelmäßige Entgiftung eine hohe Priorität in der heutigen Zeit haben. Je weniger Schadstoffe, desto besser! Biologisch angebaute Lebensmittel sollten nach Möglichkeit den konventionell angebauten Lebensmitteln vorgezogen werden. Regelmäßige Entgiftung ist heutzutage ebenso wichtig wie das tägliche Zähneputzen.

Interessanterweise empfehlen viele Umweltmediziner zur Entgiftung und zur Regulation des Immunsystems viele Vitalstoffe, die auch hier besprochen wurden, darunter Vitamin D_3, Vitamin C, Selen, Zink, Kurkuma, Polyphenole, Beta-Glucane, Zistrose, Quercetin und Mikrobiotika (Darmsanierung).

Entgiftung mit Heilpflanzen

In der Umweltmedizin und in der Naturheilkunde kennt man etliche Mittel, die der Entgiftung dienen. Bewährt haben sich unter anderem beispielsweise Chlorella-Algen, Meeresalgen, Zeolith/Klinoptilolith, Trinkmoor, Chelat-Infusionen, Ballaststoffe, Pektine, S-Acetyl-Glutathion oder Aminosäuren.

Was vielfach unterschätzt wird, ist die Wirkung der Kräuter. Sie wirken auf mehreren Ebenen. Viele Heilkräuter unterstützen unsere wichtigen Entgiftungsorgane Leber und Niere. Wenn es um die Leber geht, sind es in erster Linie die Bitterstoffe, die den Leberstoffwechsel fördern. In Kräuterbüchern liest man des Öfteren, dass diese oder jene Heilpflanze „blutreinigend" wirkt. Auch hier ist meist die Anregung der Leberfunktion der Hauptgrund. Wildkräuter enthalten unter anderem Mineralstoffe, Spurenelemente wie Zink und Selen, die bei der Entgiftung helfen. Wildkräuter haben einen vielfach höheren Vitamin-C-Gehalt als Salate. Auch Pflanzeninhaltsstoffe wie Saponine, Schleimstoffe und Ballaststoffe, insbesondere Pektine, binden Toxine. Diese können dann über den Darm sanft ausgeschieden werden, ohne Leber oder Niere zu belasten.

Flavonoide, Quercetin, Lycopin, Polyphenole und andere Pflanzeninhaltsstoffe haben zusätzlich eine immunmodulierende und immunstimulierende Wirkung, die in den vorherigen Kapiteln zum Teil bereits detailliert beschrieben wurde.

Wenn es um unsere Gesundheit geht, sollten wir auf die „Apotheke Gottes", wie Heilpflanzen gerne bezeichnet werden, nicht verzichten. Hier einige Ideen dazu:

- Legen Sie sich, wenn Sie einen Garten haben, ein Kräuterbeet an.
- Viele Kräuter kann man sogar in Töpfen auf dem Balkon oder auf der Fensterbank züchten.
- Lesen Sie Bücher über Heil- und Wildpflanzen.
- Mischen Sie Wildpflanzen wie Löwenzahn, Brennnessel, Breit- und Spitzwegerich oder Sauerampfer unter Ihren Salat.
- Würzen Sie mit Thymian, Rosmarin oder Salbei.
- Besuchen Sie Seminare über essbare Wildpflanzen.
- Trinken Sie vermehrt Kräutertees.
- Bereiten Sie sich grüne Smoothies zu, die ca. 50 Prozent Wildpflanzen enthalten.

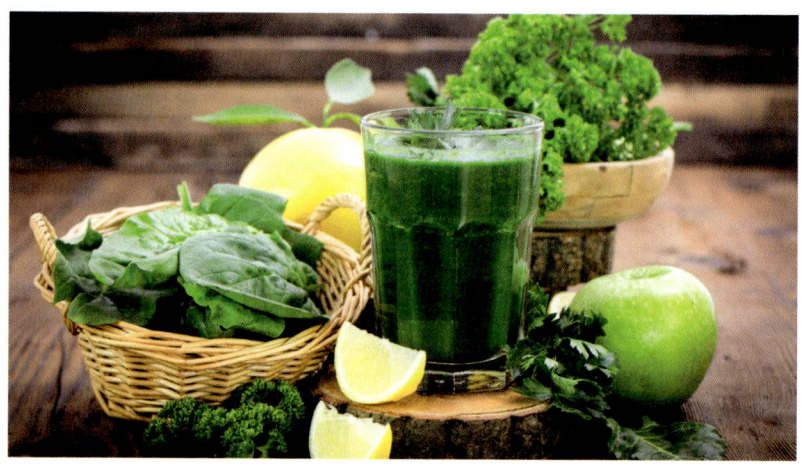

Der heilige Trank der Indianer

In der chinesischen Medizin, der ayurvedischen Heilkunst, der tibetischen Medizin und in vielen anderen traditionellen Medizinrichtungen werden Kräuter nicht einzeln, sondern in einer harmonischen Mischung verabreicht. Das macht auch Sinn, denn die Wirkstoffe der Heilpflanzen ergänzen sich oft. Man spricht vom Synergieeffekt. Synergie oder Synergismus (griechisch: *synergismós* = die Zusammenarbeit) bezeichnet das Zusammenwirken von Menschen, Lebewesen oder Wirkstoffen, die sich gegenseitig ergänzen und fördern.

Bevor die entgiftende und immunregulierende Wirkung näher beschrieben wird, soll es zunächst um die Geschichte des Indianertees gehen. Sie begann vor rund 100 Jahren – genau genommen im Jahr 1922. Die Krankenschwester Rene Caisse arbeitete in einer Klinik in Haileybury (Ontario/ Kanada). Dort fiel ihr eine Patientin mit sonderbar vernarbter Brust auf.

Die Patientin erzählte, dass sie zwanzig Jahre zuvor an Krebs erkrankt war und geheilt wurde, weil sie über mehrere Monate hinweg den Kräutertee eines befreundeten alten Medizinmanns der Ojibwa-Indianer getrunken hatte. „Ich habe ein Heilmittel, das von unseren Urgroßvätern stammt. Ein heiliger Trank, der deinen Körper reinigen und wieder in Harmonie mit dem Großen Geist bringen wird", sprach der Medizinmann.

Nachdem die Patientin die Kräutermischung zwei Monate lang täglich morgens und abends getrunken hatte, stellte sie eine erste Verbesserung fest. Nach weiteren zehn Monaten der Teekur wurde ihr von ihrem Arzt völlige Gesundheit bescheinigt. Der Krebs trat danach auch nie mehr auf. Als Rene Caisse der Frau zwanzig Jahre später begegnete, war ihre Brust zwar vernarbt, nicht jedoch verkrebst.

Rene Caisse ließ sich die Namen der Kräuter nennen und notierte sich die Mischung und die spezielle Art der Zubereitung zunächst nur für den Fall, dass sie selbst einmal erkranken sollte.

Zwei Jahre später wurde bei einer Tante von Rene Caisse Magen- und Darmkrebs im Endstadium diagnostiziert. Sie wurde von den Ärzten aufgegeben. Rene Caisse holte die Rezeptur aus ihrer Schublade und verabreichte ihrer Tante zweimal täglich den Indianertee. Auch hier zeigte sich der gleiche Verlauf: Nach zwei Monaten trat eine erste Besserung und nach einem Jahr der Teekur die völlige Genesung ein. Ihre Tante lebte ebenfalls noch zwanzig weitere Jahre.

Ab dem Jahr 1925 widmete Rene Caisse ihr Leben der Behandlung schwerkranker Patienten mit dem Indianertee. Mehrere Ärzte unterstützten sie darin, darunter auch Dr. Charles Brusch, der damalige Leibarzt von John F. Kennedy.

Natürlich wehte Rene Caisse in den vielen Jahrzehnten, in denen sie erfolgreich Patienten mit der Kräutermischung behandelte, ein kräftiger Gegenwind ins Gesicht. Manche Ärzte und die Pharmalobby waren alles andere als begeistert darüber, dass man offensichtlich mit einem einfachen Kräutertee selbst bei schweren Erkrankungen enorme Heilerfolge hatte. Was den Bekanntheitsgrad betrifft, so gelang 1977 der Durchbruch für den Indianertee. Das kanadische Magazin *Homemakers* führte mehrere Interviews mit Rene Caisse und veröffentlichte in den Monaten Juni, August und September drei ausführliche Artikel. Sie schlugen ein wie eine Bombe und das Telefon von Rene Caisse stand von nun an nicht mehr still. Rene Caisse war zu dieser Zeit bereits neunundachtzig Jahre alt. Am 26. Dezember 1978 verstarb sie neunzigjährig nach Komplikationen infolge einer Hüftoperation.

Die Geschichte des Indianertees ist jedoch noch lange nicht zu Ende. Dr. Brusch, mit dem Rene Caisse über viele Jahre zusammengearbeitet hatte, verwendete in seiner Klinik die Rezeptur weiter. Der bekannte Naturarzt erkrankte 1989 selbst an Darmkrebs und begann mit der täglichen Einnahme des Indianertees. Er wurde wieder gesund, ohne eine andere Therapie oder Arznei angewendet zu haben. Im Zuge einer Untersuchung auf Hernien im Jahr 1989 wurde – wie medizinische Unterlagen bestätigen – kein Tumor mehr festgestellt.

Am Leben bleiben

Die Rundfunkreporterin Elaine Alexander aus Vancouver erfuhr 1984 von dem Indianertee. In ihrer beliebten Sendung *Staying Alive* stellte sie die verschiedensten Gesundheitsthemen vor. Dabei bot sie sowohl naturheilkundlichen als auch schulmedizinischen Therapien eine Plattform. In den Jahren 1984 bis 1986 strahlte sie insgesamt acht zweistündige Sendungen über den Indianertee aus. Dabei kamen Ärzte und Patienten zu Wort.

Schon in der ersten Sendung war Dr. Brusch der Interviewpartner von Elaine Alexander. Er berichtete: „An den Tee reicht keine andere Methode heran, die uns die medizinische Wissenschaft bietet. Ich würde es selbst nicht glauben, wenn ich es nicht am eigenen Leib erlebt hätte. Ich bin der festen Überzeugung, dass dieser Indianer-Kräutertee die effektivste Behandlungsmethode darstellt, die uns im Augenblick zur Verfügung steht."

Nach diesem Interview stand bei Elaine Alexander das Telefon nicht mehr still. Waschkörbeweise erhielt sie Briefe von verzweifelten Patienten. Manche zelteten sogar vor ihrem Haus und flehten um Hilfe. Es musste ein Weg gefunden werden, den Tee einer breiten Öffentlichkeit zugänglich zu machen. Elaine Alexander und Dr. Brusch versuchten, den Tee offiziell als Heilmittel registrieren zu lassen. Doch dieser bürokratische Weg erwies sich aufgrund der dafür erforderlichen Studien als zu teuer und zu langwierig.

Also beschloss man: back to the roots – zurück zu den Wurzeln! Warum nicht den Tee so verwenden, wie es die Ojibwa-Indianer über Generationen getan hatten? Für sie war es einfach ein Trank, der den Körper reinigte und die Seele wieder in Harmonie mit dem Großen Geist brachte.

Dr. Brusch und Elaine Alexander machten sich auf die Suche nach einem geeigneten Hersteller von Naturprodukten. Der Produzent sollte ein gutes Renommee haben und für Qualität stehen. Die Kräuter sollten aus Wildsammlung stammen oder zumindest aus biologischem Anbau. Außerdem sollte der Produzent in der Lage sein, die Kräutermischung weltweit zu vertreiben. Die Wahl fiel auf die Firma Flora Manufacturing & Distributing Ltd., die in der Nähe von Vancouver ihren Sitz hat. Inhaber ist Thomas Greither, ein Enkel von Otto Greither, der vor über hundert Jahren in Bayern die Firma Salus gründete. Flora verkauft den Tee unter dem Markennamen „Flor Essence" weltweit in 55 Ländern.

Die Teemischung wurde in Kanada mehrfach als „Bestes Kräuterprodukt des Jahres" ausgezeichnet. In Deutschland wurde der Tee durch Dr. med. Veronica Carstens (1923 - 2012) bekannt. Sie war die Ehefrau des früheren Bundespräsidenten Karl Carstens (1914 - 1992). Das Ehepaar gründete die Stiftung *Natur und Medizin*, deren Ziel es ist, der Naturheilkunde in Deutschland zu mehr Anerkennung zu verhelfen. In ihrer Mitgliederzeitschrift berichtete Dr. Carstens mehrfach über die Kräutermischung, nachdem einige ihrer Patienten durch den Indianertee wieder gesund wurden.

Entgiften – ein Schlüssel zur Gesundheit

Die Historie des Indianertees ist sehr eng mit der Krankheit Krebs verwoben. Doch wie bereits im vorherigen Kapitel dargelegt, kann man Krebs als ein Versagen des Immunsystems betrachten. Kann es wirklich sein, dass ein einfacher Kräutertee schwerste Krankheiten lindert oder heilt?

Natürlich immun

Nein! Aus Sicht der Naturmedizin ist es eher so, dass der Tee entgiftet, den Stoffwechsel optimiert, entsäuert, Entzündungen reduziert, das Immunsystem reguliert, sodass der Körper sich selbst heilen kann.

Der Tee heilt nicht – er räumt Heilungshindernisse aus dem Weg! Das geht natürlich nicht von heute auf morgen. In der Regel dauert es zwei bis drei Monate, bis sich erste Besserungen zeigen. Das ist dann häufig auch an den Laborwerten, mehr aber noch am Wohlbefinden sicht- und spürbar.

Anwender machen Erfahrungen, mit denen sie gar nicht gerechnet hatten. Sie schlafen vielleicht besser, die Verdauung normalisiert sich, Schmerzen lassen nach, Allergien verschwinden. Besonders häufig wird in Erfahrungsberichten über eine geringere Anfälligkeit für Erkältungskrankheiten und Grippe berichtet. Wer sich näher mit diesem Thema beschäftigen möchte, dem seien an dieser Stelle zwei Bücher empfohlen: *Gesund durch Indianer-Heilwissen* von der Medizinjournalistin Paula Bakhuis und *Ganzheitlich entgiften und entschlacken* von Bettina Lindner.

Gesundheitsfaktor Polyphenole

Pflanzen, Früchte und Gemüse enthalten mehr als 10.000 verschiedene Substanzen. Man bezeichnet sie als sekundäre Pflanzenstoffe. Viele von ihnen haben antivirale und antibakterielle Wirkungen. Pflanzenextrakte können in vielen Fällen eine sinnvolle Alternative oder Ergänzung zu Antibiotika sein und sogar vor Viren schützen. Aus der Vielzahl von Pflanzenwirkstoffen soll an dieser Stelle eine Gruppe ausführlicher beschrieben werden: die Polyphenole.

Zu den Polyphenolen gehören eine Reihe bekannter Pflanzenstoffe wie beispielsweise die Farbstoffe der Flavonoide (gelb, zum Beispiel in Kurkuma) oder der Anthocyane (dunkelblau, zum Beispiel in Holunder-, Aronia- oder Heidelbeeren). Ein bekanntes Polyphenol ist Resveratrol, das in der begleitenden Krebsmedizin Furore gemacht hat. Durch Professor David Sinclair ist Resveratrol auch als Anti-aging-Mittel bekannt. Der Australier ist Wissenschaftler und forscht seit 2004 an der Harvard Medical School. Dort hat er die Sirtuine – die sogenannten Langlebigkeitsgene – erforscht, die durch Resveratrol aktiviert werden können. Man sieht wie so oft: Das, was uns gesund erhält, erhält uns auch jung. Insgesamt sind bisher über 8.000 verschiedene polyphenolische Verbindungen in Pflanzen identifiziert.

Die Wirkgruppe der Polyphenole ist in den vergangenen Jahren sehr bekannt geworden. Die Stars dieser sekundären Pflanzenstoffe sind die sogenannten oligomeren Procyanidine (OPC). Polyphenole sind generell antioxidativ und wirken somit dem Alterungsprozess entgegen. Polyphenole sind auch entzündungshemmend, helfen bei Allergien und vielen weiteren gesundheitlichen Problemen wie beispielsweise Venenschwäche, Augenerkrankungen oder hormonellen

Störungen. In diesem Abschnitt geht es primär um die Wirkung von Polyphenolen auf unsere Abwehrkräfte.

Jede Pflanze enthält eine besondere Kombination vieler verschiedener Substanzen, die wie ein Fingerabdruck für die jeweilige Pflanze typisch und einzigartig ist und durch nichts anderes ersetzt werden kann.

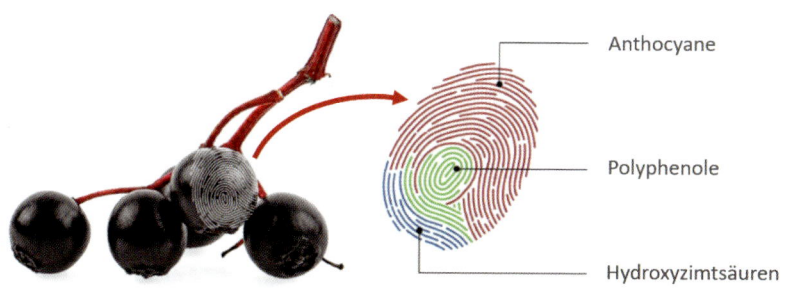

Jede Pflanze – wie die Holunderbeere – und jeder Pflanzenextrakt enthält eine einzigartige Kombination aus sekundären Pflanzenstoffen, die durch nichts anderes ersetzt werden kann

Daher wirken verschiedene Pflanzenextrakte immer auch sehr gut zusammen. Wenn Sie bei einem Infekt nicht nur eine, sondern mehrere Heilpflanzen anwenden, kommt der Synergieeffekt zum Tragen und die Pflanzen können ihre jeweilige Wirkung gegenseitig verstärken.

Pflanzen brauchen diese Stoffe, zu denen auch viele Bitterstoffe gehören, als Schutz gegen Fressfeinde. Polyphenole und Bitterstoffe verderben Insekten den Appetit auf die Pflanzen. Aber auch gegen kleine Feinde wie Pilze, Bakterien und Viren können sich die Pflanzen auf diese Weise wirkungsvoll schützen.

Polyphenole als natürliche Antikörper

Bakterien und Viren machen uns auf unterschiedliche Weise krank. Viren können bei ihrem Vermehrungsprozess zum Beispiel in Zellen eindringen und sie schädigen. Bakterien können uns eher durch ihre Stoffwechselprodukte krank machen.

Die Wirkung der Polyphenole auf Viren und Bakterien beruht darauf, dass Polyphenole sich sehr stark an Proteine (Eiweiße) binden können. Bakterien und Viren besitzen an ihrer Außenseite bestimmte Proteine, mit denen sie sich an die Zuckermoleküle auf der Außenseite unserer Zellen binden und anhaften können, um dann in die Zellen einzudringen und sie zu infizieren.

Ein Beispiel: Das Darmbakterium Escherichia coli heftet sich mithilfe des Proteins FimH an die Oberfläche der Harnröhrenzellen und verursacht dort Harnwegsinfektionen. Escherichia coli besitzt dafür lange fadenförmige Zellfortsätze, an deren Ende das Protein FimH einen winzigen Haken bildet. Das Protein heftet sich an die Zuckerstrukturen auf den Zellenoberflächen des Harntraktes. Es besitzt eine besondere Eigenschaft: Je größer die auf das Bakterium ausgeübte Zugkraft ist, umso fester bindet es an die Zuckermoleküle. Bei der Harnausscheidung entstehen durch den Flüssigkeitsstrom starke Zugkräfte, unter deren Einfluss FimH das Bakterium vor dem Ausschwemmen schützt.

Polyphenole blockieren die Proteinstrukturen, mit denen Bakterien an unsere Zellen binden. Pathogene Keime können dann nicht mehr in die Zelle eindringen. Polyphenole wirken damit genau wie Antikörper, die unser Körper produziert und die die gleiche Wirkweise haben. Pflanzen-Polyphenole sind also „natürliche" Antikörper.

Studien haben gezeigt, dass bereits die Einnahme von einem Gramm Cranberryextrakt die Anhaftung von Escherichia coli an

112

die Harnwegszellen für acht Stunden um 40 Prozent reduziert. Dadurch sinkt das Risiko einer Harnwegsinfektion.

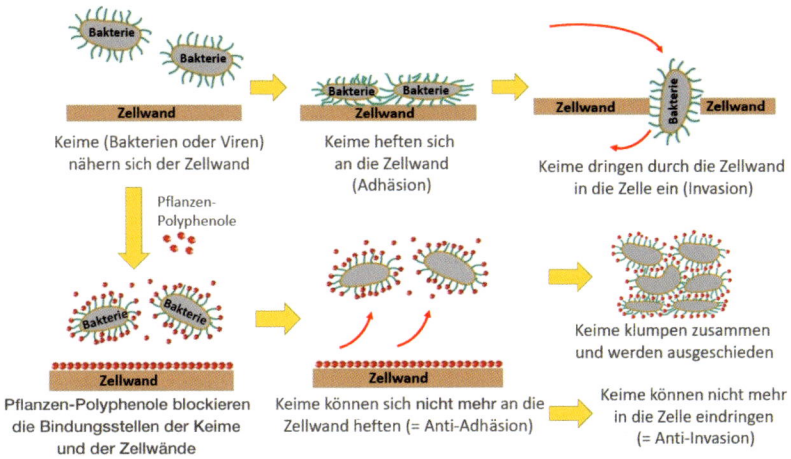

Keime (Bakterien oder Viren) nähern sich der Zellwand

Keime heften sich an die Zellwand (Adhäsion)

Keime dringen durch die Zellwand in die Zelle ein (Invasion)

Pflanzen-Polyphenole blockieren die Bindungsstellen der Keime und der Zellwände

Keime können sich nicht mehr an die Zellwand heften (= Anti-Adhäsion)

Keime klumpen zusammen und werden ausgeschieden

Keime können nicht mehr in die Zelle eindringen (= Anti-Invasion)

Pflanzen-Polyphenole wirken wie natürliche Antikörper, die sich an die Oberfläche von Bakterien und Viren binden und die Anhaftung und das Eindringen der Keime in unsere Zellen verhindern

Polyphenole wirken also wie eine Schutzschicht oder eine Barriere. Zusätzlich binden sich die Polyphenole an die Oberfläche der Keime. Dadurch klumpen die Keime zusammen, bilden Haufen, die noch unbeweglicher sind und leichter vom Körper ausgeschwemmt werden können.

Ein anderes Beispiel ist grüner Tee, der sehr viele Tee-Polyphenole enthält. Grüner Tee reduziert die Anhaftung vieler Viren, unter anderem von Herpes-, Hepatitis-, Corona-, Influenza-, Zika- und Adenoviren. Wer mit grünem Tee gurgelt, kann das Risiko, an einer Grippe zu erkranken, um 50 Prozent bis 60 Prozent reduzieren. Das zeigen mehrere Studien an unterschiedlichen Zielgruppen wie Studenten, älteren Menschen oder medizinischem Personal.

Polyphenole als natürliche Antibiotika

Polyphenole haben mehrere Wirkmechanismen. Wie oben beschrieben, verhindern sie das Eindringen von Viren in Zellen. Sie verhindern auch, dass Bakterien sich vermehren. Polyphenole binden sich darüber hinaus an die Rezeptoren von Bakterien und Zellwänden, sodass Bakterien nicht mehr an den Zellen anhaften können. Polyphenole können viele Bakterien sogar direkt abtöten. Eine gefürchtete Komplikation bei Grippe ist eine bakterielle Superinfektion der geschädigten oberen Atemwege und der Lunge. Hier hilft zum Beispiel Holunderbeerenextrakt: Er hemmt das Wachstum verschiedener pathogener Bakterien (z. B. Streptococcus pyogenes, Streptococcus der Gruppe G, Branhamella catarrhalis, Bacillus cereus oder Pseudomonas aeruginosa). Holunderbeerenextrakt wirkt daher so wie die bekannten Breitband- Antibiotika.

Die grundsätzliche antibiotische Wirkung von Pflanzen-Polyphenolen konnte in vielen Studien belegt werden. So kann zum Beispiel ein Holunderbeerenextrakt sogar multiresistente Keime wie Staphylococcus aureus (MRSA), einen gefürchteten Krankenhauskeim, abtöten. MRSA ist gegen die meisten anderen Antibiotika resistent.

Das soll nicht heißen, dass im Falle einer lebensbedrohlichen Infektion die Pflanzen-Polyphenole lebensrettende Antibiotika ersetzen sollen. So weit geht ihre Wirksamkeit nicht. Pflanzen-Polyphenole können in schweren Krankheitsfällen jedoch zusammen mit Antibiotika gegeben werden. So kann die Schwere von Infekten reduziert werden. Eventuell werden dann auch weniger Antibiotika benötigt. Natürlich wirken Polyphenole in der Grippezeit auch präventiv. Am Beginn eines Infekts genommen, kann eine Grippe oder Erkältung oftmals abgefangen werden. Gerade in der Kombination mit Vitamin D_3, Zink und Vitamin C haben Viren und Bakterien dann kaum eine Chance, sich festzusetzen oder zu vermehren.

Keine Resistenzentwicklung gegen Polyphenole

Im Gegensatz zu den klassischen Antibiotika konnten bei den pflanzlichen Alternativen bisher keine Resistenzen nachgewiesen werden. Ein Bakterium kann relativ leicht gegen eine Substanz eines Antibiotikums resistent werden, aber nicht gegen die 10.000 verschiedenen Polyphenole in unserer Nahrung. Das liegt auch daran, dass es sich bei den Polyphenolen um natürliche Stoffe handelt. Diese Stoffe sind nicht nur unseren Zellen, sondern auch den Bakterien bekannt. Die Polyphenole werden von ihnen aufgenommen und auf die übliche, bekannte Weise verstoffwechselt. Bei der Verstoffwechselung entstehen jedoch toxische Stoffe und sehr viele Radikale, die Krankheitserreger abtöten. Polyphenole gleichen also trojanischen Pferden, die zunächst unscheinbar daherkommen und erst nach dem Eindringen in das Bakterium ihre toxische Wirkung entfalten.

Keine Nebenwirkungen durch Polyphenole

Antibiotika haben viele Nebenwirkungen, vor allem auf die Darmflora des Menschen, denn sie töten dort auch viele gute Bakterien ab. Sie bereiten damit den Boden für eine Neubesiedlung des Darms mit krank machenden Keimen und reduzieren am Ende die Artenvielfalt der guten, probiotischen Darmbakterien. Das passiert mit Polyphenolen nicht. Einige der guten Bakterien können Polyphenole sogar als Nahrungsquelle oder zu Verteidigungszwecken nutzen. Polyphenole haben daher sogar präbiotische Eigenschaften für unsere Darmflora.

Polyphenole hemmen und töten Krebszellen

Polyphenole wirken auf Krebszellen ähnlich wie ein Chemothera-peutikum, wobei jedoch nur Krebszellen zerstört und gesunde Zellen nicht geschädigt werden. Durch diese spezifische Wirkweise lässt sich auch die positive Wirkung von Obst, Gemüse und Tee – unsere Hauptquellen für Polyphenole – auf Krebs erklären.

Der kanadische Professor Richard Béliveau hat dies ausführlich in seinem Buch *Krebszellen mögen keine Himbeeren* beschrieben. Béliveau konnte im Labor zeigen, dass man Krebszellen mit polyphenol-reichen Extrakten aus Früchten und Gemüse töten kann.

Der Darm – die Wurzel unserer Gesundheit

Beim Thema Immunsystem denken die meisten Menschen zuerst an die Vitamine C oder D_3. Man sollte jedoch nicht vergessen, dass 80 Prozent unserer Immunzellen im Darm präsent sind. Daher soll zum Abschluss des Buches ein längeres Kapitel dem Darm gewidmet werden.

Bei Bakterien oder Keimen denken wir heute meist an Siechtum und Tod. Natürlich sind Tuberkulose, Wundstarrkrampf und Tollwut gefährliche Erkrankungen. Doch krankheitserregende Keime

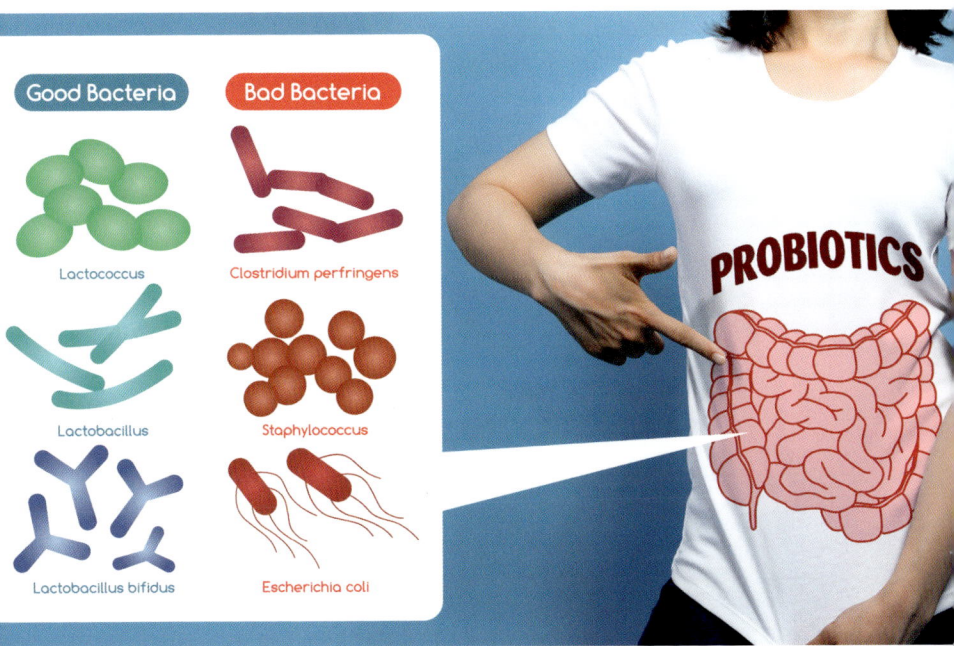

sind absolut in der Minderheit. Die meisten Bakterien dienen dem Leben. Sie waren die ersten Bewohner auf unserem Planeten und keine Pflanze, kein Tier und kein Mensch kann ohne Bakterien existieren. Besonders wichtig für unsere Gesundheit sind die rund 1.000 Bakterienarten, die in unserem Dünn- und Dickdarm angesiedelt sind.

Wir tragen ständig etwa 1,5 Kilogramm Bakterien mit uns herum. Die vielfältige Besiedelung der Schleimhäute des Darms durch Billionen von Keimen nennt man Darmflora. Heute spricht man mehr von Mikrobiotika. Das sind alle uns besiedelnden Keime. Wenn man im Jahr 2005 in der weltweit größten medizinischen Datenbank *PubMed* den englischen Suchbegriff „microbiome" eingab, fand man 47 Studien zu diesem Begriff. Im Jahr 2020 sind es bereits rund 83.000 wissenschaftliche Arbeiten, die das Mikrobiom und dessen Auswirkungen auf unsere Gesundheit erforscht haben.

Das friedliche Miteinander der verschiedenen Bakterienarten bezeichnen wir als „Symbiose" (griechisch: *syn* = zusammen, *bios* = Leben). Dieses Zusammenleben ist sowohl für uns Menschen als auch für die Bakterien von Vorteil. In der Natur finden wir zahllose Beispiele für Symbiose. Wenn die Darmflora aus dem Gleichgewicht gerät, sprechen wir von einer Dysbiose oder Dysbakterie (griechisch: dys = falsch, schlecht, übel).

Grundsätzlich teilt man die Darmflora in zwei Gruppen ein:

1. Säuerungsflora = Bifido- und Lactobakterien
2. Fäulnisflora = Enterobakterien, Clostridien, Staphylokokken, Klebsiella, pathologische Stämme von Escherichia coli

Das Verhältnis der beiden Gruppen sollte ungefähr 9:1 betragen. Verschiebt sich das Gleichgewicht in Richtung der Fäulniserreger,

Natürlich immun

Darunter leidet die Darmflora in der heutigen Zeit

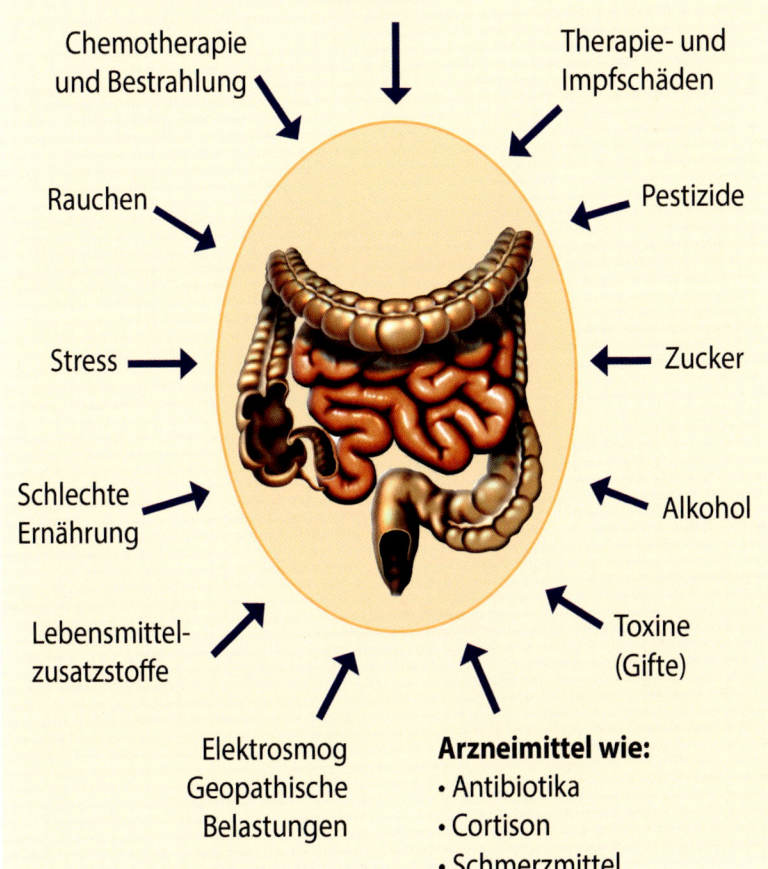

Krankmachende Keime wie:
- Bakterien, z. B. Salmonellen
- Pilze, z. B. Candida
- Viren
- Parasiten

Chemotherapie und Bestrahlung

Therapie- und Impfschäden

Rauchen

Pestizide

Stress

Zucker

Schlechte Ernährung

Alkohol

Lebensmittel-zusatzstoffe

Toxine (Gifte)

Elektrosmog Geopathische Belastungen

Arzneimittel wie:
- Antibiotika
- Cortison
- Schmerzmittel

spricht man, wie bereits erwähnt, von einer Dysbiose. Überwiegen die guten Milchsäurebildner, verwendet man auch den Ausdruck Eubiose (griechisch: eu = gut).

Ein Darm mit einer gesunden, ausgeglichenen Darmflora gehört bei Erwachsenen schon fast zur Ausnahme. Auch bei Kindern ist diese unheilvolle Entwicklung immer häufiger zu beobachten. Durch eine Dysbiose kommt es regelrecht zu einer Selbstvergiftung des Körpers. Hier ist es wichtig, die guten Darmbakterien zu vermehren und die schlechten Keime zu dezimieren. Für eine Schädigung und Verschiebung der Darmflora gibt es zahlreiche Gründe, wie die Grafik auf Seite 119 zeigt.

Woher kommen die „guten" Darmbakterien?

Sofern wir nicht per Kaiserschnitt geboren wurden, haben wir einen Teil der Darmflora schon beim Geburtsvorgang von unserer Mutter mitbekommen. Im Laufe unseres Lebens verändert sich das Mikrobiom primär durch die Art unserer Ernährung. Wir tun unserem Darm immer etwas Gutes, wenn wir fermentierte Lebensmittel verzehren.

Bei der Herstellung und Haltbarmachung von Lebensmitteln haben Bakterien eine wichtige Funktion. Sauerteigbrot, Joghurt, Sauerkraut, Wein und Bier können nur mithilfe von Bakterien hergestellt werden. Schon im Altertum glaubte man an die gesundheitsfördernde Wirkung fermentierter Lebensmittel. Im alten Indien braute man ein Getränk, das „Soma" genannt wurde. Es sollte immerwährende Gesundheit verleihen. In der persischen Ausgabe des Alten Testaments kann man nachlesen, dass Abraham sein hohes Alter auf den regelmäßigen Verzehr von gesäuerter Milch zurückführte. Jede Kultur kennt fermentierte Lebensmittel. Im asiatischen

Natürlich immun

Raum ist es das fermentierte Soja, in den osteuropäischen Ländern sind es Kefir und Joghurt, bei uns ist es das Sauerkraut.

Einer der ersten Forscher, der die Bedeutung der Darmflora für unsere Gesundheit erforschte, war der russische Nobelpreisträger Prof. Dr. Ilja Iljitsch Metschnikow (1845-1916). Er war zu seiner Zeit eine Koryphäe auf dem Gebiet der Immunologie. Er entdeckte die Mechanismen der Immunabwehr gegen Bakterien mithilfe der weißen Blutkörperchen. Metschnikow studierte unter anderem in Gießen und Göttingen und sprach fließend Deutsch. Ein Teil seiner frühen wissenschaftlichen Publikationen ist in deutscher Sprache geschrieben. Später arbeitete er für einige Jahre am Institut Pasteur in Paris. Mit Paul Ehrlich zusammen erhielt er 1908 für die Entdeckung der Phagozytose den Nobelpreis für Medizin.

Metschnikow war davon überzeugt, dass der Alterungsprozess durch Milchsäurebakterien im Darm verlangsamt werden kann. Diese Erkenntnis leitete er von der Beobachtung ab, dass bulgarische Bauern auffällig selten an Infektionen und degenerativen Erkrankungen litten.

Die Vorliebe der Landbevölkerung für milchsauer fermentierte Lebensmittel wie Joghurt oder Kefir war nach Ansicht des Immunologen der Hauptgrund für deren herausragende Gesundheit und Vitalität. Auf dem Höhepunkt seiner wissenschaftlichen Karriere veröffentlichte Metschnikow seinen Bestseller *Beiträge zu einer optimistischen Weltauffassung*. In diesem Buch empfahl er, Milchsäurebakterien vorbeugend einzusetzen, da sie unerwünschte Fäulnisbakterien im Darm hemmen können. Der russische Professor beschrieb als erster Wissenschaftler die Dysbiose.

Metschnikow war seiner Zeit weit voraus. Schon vor mehr als hundert Jahren beschrieb er, dass Entzündungsvorgänge im Darm mitursächlich für Krankheiten und Alterungsprozesse sind. Wir wissen heute: Er hatte recht. Auch in der modernen Medizin werden chronische Entzündungen als „heimliche Killer" bezeichnet. Professor Metschnikow war davon überzeugt, dass der Mensch bei bester Gesundheit weit über hundert Jahre alt werden könnte, wenn es gelänge, die Fäulnisprozesse im Dickdarm durch Milchsäurebakterien zu unterbinden.

Es ist sicherlich kein vorübergehender Trend, dass fermentierte Lebensmittel mehr und mehr in die tägliche Ernährung eingebaut werden. Milchsaures Gemüse, selbst hergestellte Fermentgetränke wie Kefir, Trank des Lebens oder selbst hergestellter Joghurt sind ein wichtiger Teil der Darm- und somit Gesundheitspflege. Hier ist darauf zu achten, dass gekaufte Produkte wie Sauerkraut oder Kombucha nicht pasteurisiert wurden.

Der größte Nachteil von Joghurts aus dem Handel ist die Tatsache, dass die darin enthaltenen Milchsäurebakterien nur eine technische Funktion haben. Joghurt, den Sie im Supermarkt oder Bioladen kaufen, enthält meist nur die technischen Keime Streptococcus thermophilus und/oder Lactobacillus bulgaricus. Man bezeichnet sie auch als „Starterkulturen", da sie bewirken, dass aus Milch Joghurt wird. Die Vorteile dieser Starterkulturen für die Darmflora sind jedoch eher gering einzuschätzen. Mit herkömmlichem Joghurt allein kann man den Darm nicht kurieren.

In unserem Darm leben Billiarden von Milchsäurebakterien wie Lactobacillus acidophilus oder Lactobacillus paracasei. Sie helfen bei der Verdauung und durch ihre Stoffwechselarbeit erzeugen sie gesunde, rechtsdrehende L-(+)-Milchsäure, Essigsäuren und andere stoffwechselfördernde organische Säuren. Die rechtsdrehende Milchsäure wird über die Leber aufgenommen und durch das Blut zu den Zellen im Organismus transportiert. Sie normalisiert die Zellatmung und den Stoffwechsel, fördert die Entgiftung und stellt ein gesundes Säure-Basen-Gleichgewicht her.

Probiotische bzw. mikrobiotische Keime bauen die Darmschleimhaut auf. Sie ist eine enorm wichtige Barriere für Krankheitserreger und Toxine, wie wir gleich noch ausführlich sehen werden.

Der Ernährungswissenschaftler Marco Spielau von der Universität Halle erforschte mit Kollegen die Auswirkungen verschiedener Joghurtkulturen auf die menschliche Gesundheit. Ihm war klar, dass die Anzahl der lebenden mikrobiotischen Keime im verzehrfertigen Joghurt hoch genug sein muss. Ein weiteres wichtiges Kriterium für einen gesundheitsfördernden Joghurt ist, dass mehr als ein oder zwei verschiedene Stämme enthalten sein müssen. Für den Darm werden spezielle mikrobiotische Stämme benötigt. Durch langjährige Forschungsarbeit in Zusammenarbeit mit der Universität Halle ist ein gesundheitsfördernder Joghurt entstanden, den Sie zu Hause spielend leicht selbst herstellen können. Für den sogenannten True Life Joghurt wählten die Forscher neben den üblichen Starterkulturen die folgenden probiotischen Stämme aus: Bifidobacterium bifidum, Bifidobacterium breve, Bifidobacterium lactis, Lactobacillus acidophilus und Lactobacillus paracasei.

Das Bemerkenswerte: Wenn Sie diesen speziellen probiotischen Joghurt zu Hause selbst zubereiten, enthält der fertige Joghurt bis zu sechs Milliarden lebende mikrobiotische Keime pro 100 ml. Das ist das 600-fache eines üblichen probiotischen Joghurts. Menschen, die so ihre Darmflora wieder aufbauen, sprechen sehr schnell von einem deutlich gesteigerten Wohlbefinden. Vor allem Symptome im Magen-Darm-Trakt wie Durchfälle oder unregelmäßiger Stuhlgang gehen schnell zurück. Dann folgen eine bessere Verdauung und eine geringere Neigung zu Verdauungsbeschwerden wie Krämpfen oder geblähtem Bauch.

Mittelfristig verändert sich die Darmflora positiv und das kann enorm positive Wirkungen haben. Bekannt ist, dass Milchzucker (Laktose) plötzlich besser vertragen wird. Es gibt auch Berichte über einen Rückgang verschiedener Allergiesymptome wie zum Beispiel

Heuschnupfen. Auch andere gesundheitliche Probleme bessern sich häufig. Ganz stark profitiert jedoch unser Immunsystem, denn es ist ja zu rund 70 Prozent bis 80 Prozent im Darm repräsentiert.

Generell ist es von Vorteil, mehr fermentierte Lebensmittel, die nicht erhitzt wurden, in den Speiseplan aufzunehmen. Auch Rohkost und eine abwechslungsreiche, ballaststoffreiche Ernährung tragen zu einer besseren Darmgesundheit bei. Naturvölker haben meist einen wesentlich gesünderen Darm als die Menschen in der „zivilisierten" Welt.

Therapeuten empfehlen zum Aufbau der Darmflora meist Probiotika oder Mikrobiotika in Kapselform. Hier sollten Sie darauf achten, dass die Anzahl der lebensfähigen Keime pro Kapsel sehr hoch ist. Über 15 Milliarden Keime pro Kapsel ist eine gute Richtschnur. Auch eine gewisse Vielfalt von rund sechs bis zehn verschiedenen Bifido- und Lactobakterien sollte gegeben sein.

Die Vorteile von Milchsäurebakterien für unsere Abwehrkräfte

- Schlechte, pathogene Keime werden am Wachstum gehindert
- Unterstützung der Eiweißverdauung (Proteine sind auch sehr wichtig für unser Immunsystem)
- Regulierung des Säure-Basen-Gleichgewichts
- Schaffung eines gesunden Milieus im Darm
- Unterdrückung allergischer und entzündlicher Prozesse, die die Abwehrkräfte schwächen
- Erhöhte Aktivität der darmeigenen Abwehrzellen
- Vermehrte Antikörperproduktion
- Steigerung anderer immunologischer Substanzen

Die spezifischen Zusammenhänge von Darmgesundheit und Immunsystem

Der Darm spielt seit jeher eine wichtige Rolle in der Medizin. Von Hippokrates soll das bekannte Zitat stammen: „Der Tod sitzt im Darm." Auch unsere heutige Schulmedizin erkennt immer mehr den Zusammenhang zwischen der Darmgesundheit und der Gesundheit des ganzen Menschen im Allgemeinen. Die Darmflora und das menschliche Mikrobiom sind heute eines der Hauptforschungsgebiete in der Medizin.

An dieser Stelle geht es darum, wie das Immunsystem mit dem Darm zusammenhängt. Unser Immunsystem ist zunächst einmal nicht ein einzelnes Organ wie andere Körperorgane, sondern ein sehr komplexes System von Barrieren, Zellen und chemischen Stoffen, die alle zusammenwirken, um unsere Gesundheit zu schützen. Man kann es nicht oft genug erwähnen: Ein Großteil unseres Immunsystems ist im Darm lokalisiert.

Wie ist unser Darm-Immunsystem aufgebaut?

Unser Darm stellt die erste Barriere zu unserer Außenwelt dar. Neben den Schleimhäuten der Lunge sind auch die Darmschleimhäute sehr filigrane Stellen, durch die Keime und giftige Stoffe leicht eindringen können. Unsere Schleimhäute in der Lunge und im Darm sind deswegen so dünn, weil dort ein reger Austausch von Nährstoffen gewährleistet werden muss: Sauerstoff in der Lunge und Nähr- und Vitalstoffe im Darm. Diese hauchdünnen Schleimhäute müssen daher besonders geschützt werden, um das Eindringen von Bakterien, Viren und giftigen Stoffen zu verhindern. Unsere Darmbarriere, sprich unsere Darmschleimhaut, stellt daher eine elementar wichtige Funktion unserer Abwehr dar. Es ist für den Körper einfacher, das Eindringen von Keimen und giftigen Stoffen zu verhindern, als sie nach dem Eindringen innerhalb des Körpers zu bekämpfen. Das sollten wir selbst und unsere Ärzte nie vergessen.

Der Darm ist unser größtes inneres Organ. Er besteht aus mehreren Teilen (Zwölffinger-, Dünn- und Dickdarm), wird bis zu acht Meter lang und misst nur wenige Zentimeter im Durchmesser. Die Dünndarmoberfläche wird durch Millionen von Zotten gebildet. Das sind blattförmige Erhebungen, die für die Aufnahme der Nährstoffe (Fett, Eiweiß und Kohlenhydrate) und Vitalstoffe (z. B. Vitamine, Mineralstoffe, Spurenelemente, sekundäre Pflanzenstoffe) sorgen. Bereits die Größe unserer Darmschleimhaut ist unvorstellbar. Würde man die Oberfläche des Magen-Darm-Trakts flach ausbreiten, ergäbe sich eine Fläche von 400 bis 500 Quadratmetern. Damit hat unser Darm die größte Kontaktfläche des Körpers mit der Umwelt.

Im Laufe eines durchschnittlich 75-jährigen Lebens reisen etwa 30.000 Kilogramm Nahrung durch den Darm und mit ihnen zahllose Krankheitserreger und Giftstoffe. Einerseits muss der Darm verwertbare Nahrungsbestandteile für unseren Körper aufnehmen, uns aber andererseits vor unnützen und schädlichen Stoffen schützen. Dem Darm kommt also die anspruchsvolle Aufgabe zu, in jeder Sekunde zwischen Freund und Feind zu unterscheiden und zu entscheiden, wer oder was in unseren Körper gelangen darf und wer oder was nicht. Dies ist für die Gesundheit des Menschen von entscheidender Bedeutung.

In unserem Darm befinden sich etwa 1.000 verschiedene Bakterienarten, deren Gesamtzahl etwa 10-mal größer ist als die Gesamtzahl unserer Körperzellen. Was viele Menschen nicht wissen: Neben den Bakterien finden sich im Darm auch unzählige Viren und viele von ihnen sind nützlich.

Natürlich immun

Natürlich gibt es im Darm pathogene Viren wie etwa Noro-, Zika-, HI- oder Masernviren. Etliche Darmviren leben in uns in friedlicher Eintracht. Die Schätzungen, wie viele einzelne Bakterien, Hefen und Viren den menschlichen Verdauungstrakt bevölkern, schwanken zwischen 100 Billionen (10^{14}) und einer Billiarde (10^{15}). Ein Gramm unseres Stuhls beherbergt also mehr Mikroben, als es Menschen auf der Erde gibt. Wir sollten darauf achten, dass wir mindestens 98 Prozent gesundheitsfördernde Keime im Darm haben.

Mit der Art unserer Ernährung (viel frische Nahrung, fermentierte Lebensmittel), Präbiotika (Futter für die guten Darmbakterien) und Probiotika/Mikrobiotika können wir es schaffen.

Die fünf Verteidigungslinien im Darm

Die nachstehende Grafik zeigt sehr gut, dass unsere Immunabwehr im Darm über mehrere „Verteidigungslinien" verfügt. Das hört sich erst einmal sehr militärisch an, ist aber von der Natur sehr weise eingerichtet.

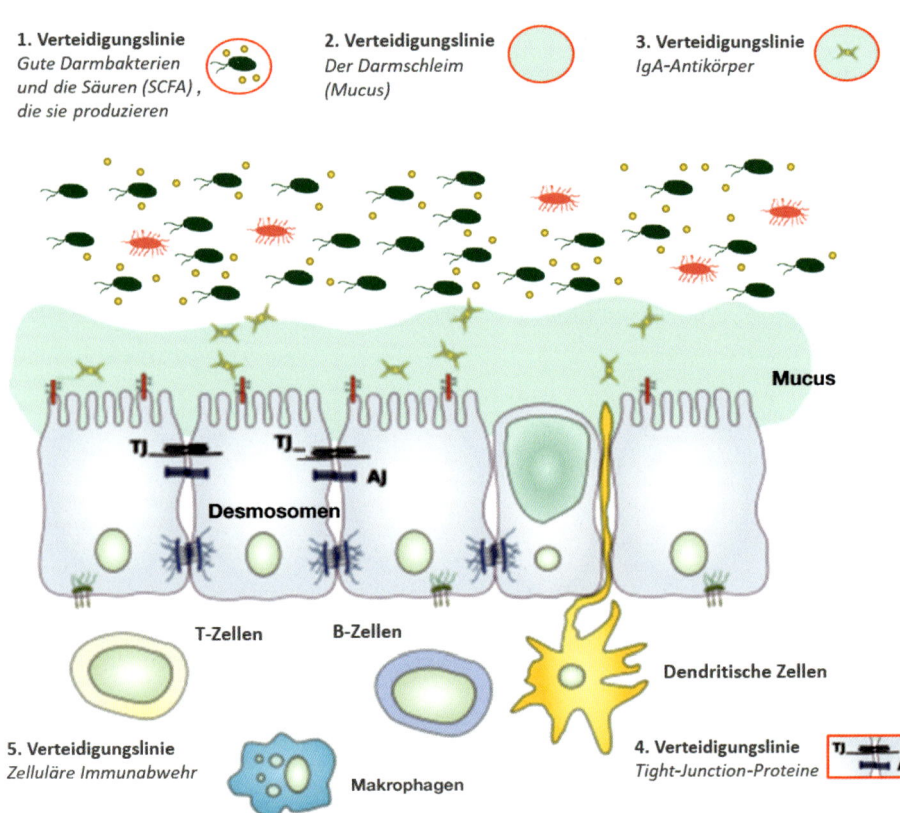

Der Darm und unsere fünf Verteidigungslinien rund um den Darm
(Grafik: Desai et al.: Cell, 167: 1339-1353, 2016)

Natürlich immun

Erste Verteidigungslinie: Darmbakterien und ihre Säuren

Die erste Verteidigungslinie bilden die vielen guten Darmbakterien (primär Bifido- und Lactobakterien = Milchsäurebakterien), die durch ein starkes Wachstum schlechte und schädliche Keime verdrängen und unterdrücken. Unsere Darmgesundheit wird in dreifacher Weise durch die Darmbakterien gefördert:

1. Die Anzahl der guten Bakterien: Je mehr gute Darmbakterien wir haben, umso besser sind wir geschützt.
2. Die Balance der guten Bakterien zu den schlechten Darmbakterien spielt eine wichtige Rolle.
3. Die Artenvielfalt an Darmbakterien: Je höher die Artenvielfalt der Darmflora ist, umso gesünder sind wir.

Gleichzeitig bilden die guten Darmbakterien bei der Verdauung aus Ballaststoffen sogenannte kurzkettige Fettsäuren wie Butyrat oder Propionat. Sie dienen unserem Körper als Energielieferanten. Gleichzeitig schützen sie vor Krebs, chronischen Entzündungen und Übergewicht. Sie senden Sättigungssignale ans Gehirn. Darüber hinaus erhöhen Milchsäurebakterien und die kurzkettigen Fettsäuren aus den Ballaststoffen den Säuregehalt im Darm. Die schädlichen Bakterien im Darm mögen das nicht. Somit wird das Wachstum der pathogenen Keime gehemmt.

Zweite Verteidigungslinie: der Darmschleim (Mucus)

Die zweite Verteidigungslinie bildet der Darmschleim, der einen direkten Kontakt schädlicher Stoffe und Keime mit den Zellen unserer Darmwand verhindert. Dieser Schleim (lat. *mucus*) ist eine zähflüssige organische Absonderung. Er dient als Schutzschicht für die Darmoberfläche und bewahrt sie vor Austrocknung, Toxinen oder Abrieb. Strukturbestimmende Hauptbestandteile des Schleims sind die Mucine. Dabei handelt es sich um besondere schleimbildende Glycoproteine. Das sind große Moleküle, die aus einem Protein (Eiweiß) und einer oder mehreren Kohlenhydratgruppen (Zuckergruppen) bestehen.

Die Gesundheit unserer Darmschleimhaut ist nur gewährleistet, wenn wir über eine gute Darmflora verfügen. Der Schleim ist ein enorm wichtiger Bestandteil der Barrierefunktion des Darms. Er trägt zu einer gesunden Immunreaktion bei und verhindert übermäßige Immunreaktionen, wie sie bei Autoimmunerkrankungen auftreten. Bei jeder Autoimmunerkrankung – wie etwa Hashimoto – ist es wichtig, den Darm in Ordnung zu bringen.

Unsere guten Bakterien werden von wasserlöslichen Ballaststoffen – den sogenannten Präbiotika – genährt, auf die an späterer Stelle noch näher eingegangen wird. Eine ballaststoffarme, fett- und kohlenhydratreiche Ernährung führt zu einem Anstieg der schlechten Bakterien, die dann den Darmschleim abbauen und so den Schutz unseres Darms reduzieren. Die nachfolgende Grafik veranschaulicht das sehr gut.

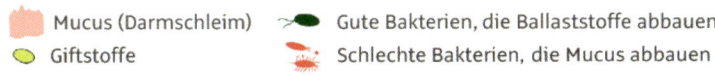

Mucus (Darmschleim)   Gute Bakterien, die Ballaststoffe abbauen
Giftstoffe   Schlechte Bakterien, die Mucus abbauen

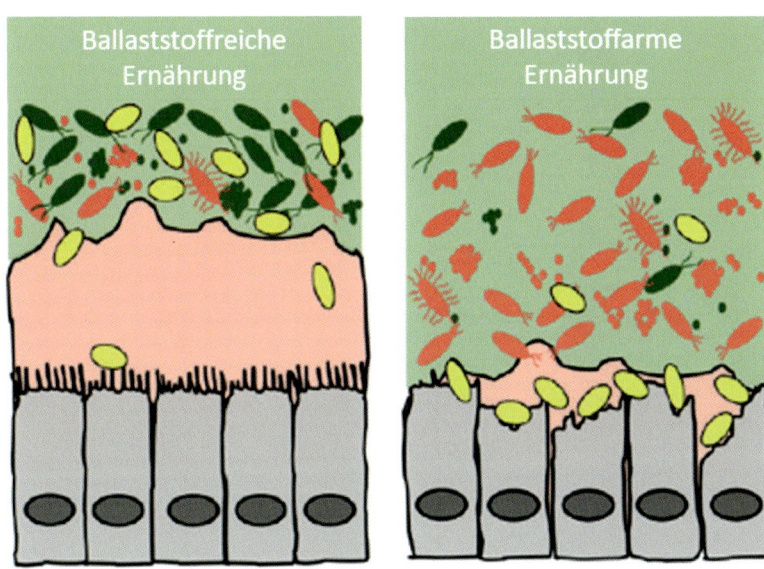

Ballaststoffreiche Ernährung

Ballaststoffarme Ernährung

Ein chronischer Ballaststoffmangel führt zu einer Abnahme der Darmschleimschicht. Schlechte Darmbakterien verwenden die Glycoproteine des Schleims als Nährstoffe und verdauen sie als Nahrung. (Grafik: Desai et al.: *Cell*, 167: 1339-1353, 2016)

Dritte Verteidigungslinie: Antikörper im Darm

Antikörper sind vom Körper hergestellte Immunproteine, sogenannte Immunglobuline, die sich an die Oberfläche von Bakterien oder Viren anheften können. Jeder Antikörper kann dabei nur an bestimmten Stellen oder an wenigen, eng miteinander verwandten Stellen (Antigene) binden. Antikörper können die Viren oder Bakterien entweder direkt neutralisieren oder zu ihrer Zerstörung beitragen.

Viren und Bakterien haben an ihrer Oberfläche kleine Fortsätze, sogenannte Spike-Proteine. Das sind die Andockstellen, mit denen Viren und Bakterien an den Rezeptoren unserer Zellen andocken, um dann in sie endringen zu können.

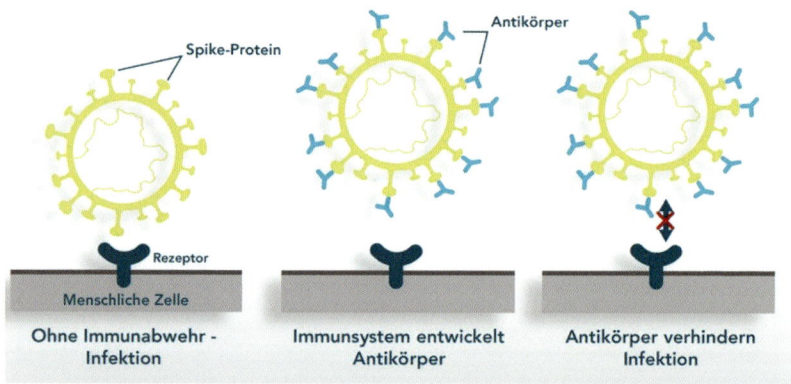

Antikörper binden an den Spike-Proteinen von Viren und Bakterien und blockieren sie. Dadurch können Viren und Bakterien nicht mehr an den Rezeptoren der menschlichen Zellen andocken und in sie eindringen.

Eine der wichtigsten Aufgaben von Antikörpern ist es, sich an die Spike-Proteine krank machender Viren, Bakterien, Allergene oder anderer toxischer Produkte zu binden, um sie damit nach Möglichkeit zu neutralisieren und zu verhindern, dass sie in unsere Zellen eindringen können.

Viren oder Bakterien werden bildlich meist so dargestellt:

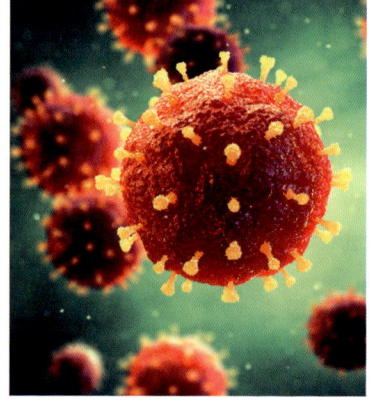

Natürlich immun

Sie sehen in etwa so aus wie eine Orange, die mit Nelken gespickt ist. Die Nelken sind bei den Krankheitserregern die Spike-Proteine. Wenn in unserer Darmschleimhaut ausreichend Antigene gebildet werden, haben Viren und Bakterien kaum eine Chance, in die Zellen einzudringen, um sich dort zu vermehren. Polyphenole haben hier, wie im vorherigen Kapitel bereits erläutert, übrigens die gleiche Wirkweise wie Antigene. Das ist eine Erklärung dafür, warum viele Heilpflanzen bei Infektionen hilfreich sind.

Eine andere Aufgabe der Antikörper ist die Markierung von Feinden für die Fresszellen unseres Immunsystems. Wie schon beschrieben, befinden sich in unserem Darm viele Milliarden Viren und Bakterien, die aber alle in einer friedlichen Symbiose mit uns zusammenleben. Damit unsere Fresszellen die Feinde darunter besser erkennen, können sie durch die Bindung an Antikörper als Feinde markiert werden. Unsere Fresszellen erkennen die Feinde dank der an die Oberfläche dieser Zellen gebundenen Antikörper wesentlich besser und können sie so schneller ausschalten.

Einer der wichtigsten Antikörper im Darm ist das Immunglobulin A (IgA), das in der Schleimhaut produziert wird. IgA ist das am häufigsten vorkommende Immunglobulin. Es wird vom Schleimhautgewebe produziert und in den Mucus (Darmschleim) ausgeschieden (ca. 3 bis 4 Gramm pro Tag). Immunglobulin A ist damit die dritte Verteidigungslinie gegen Bakterien, Speisereste, Hefen, Parasiten und Viren.

In der westlichen Welt kommt ein IgA-Mangel im Darm relativ häufig vor, in Japan rund 150-mal seltener. Ein Grund dafür könnte die unterschiedliche Ernährung und vor allem die unterschiedliche Ballaststoffaufnahme in Japan und in der westlichen Welt sein. Die Produktion von Immunglobulinen im Darm wird durch eine höhere Aufnahme von Ballaststoffen gesteigert.

Vierte Verteidigungslinie: Tight Junctions

Die vierte Verteidigungslinie wird von der Wissenschaft „Tight Junctions" genannt. Diese sogenannten dichten Verbindungen dichten den Raum zwischen den einzelnen Darmzellen ab. Damit der Darm für Schadstoffe undurchdringlich wird und nichts einfach durch die zellulären Zwischenräume dringen kann, macht unser Körper etwas, das wir auch vom Nähen kennen, bei dem Stoffe durch einen Faden miteinander verbunden werden. Unser Körper vernäht die Zellmembranen durch bestimmte Proteinfäden (Proteinkomplexe) und diese Nähte werden als Tight Junctions bezeichnet.

Mehr und mehr hört und liest man vom sogenannten Leaky-Gut-Syndrom (deutsch: löchriger Darm). Bei dieser Symptomatik fehlt die Barrierefunktion der Tight Junctions. Dann funktioniert eine wesentliche Verteidigungslinie nicht mehr. Krank machende Keime, aber auch Schadstoffe, Allergene und andere Stoffe aus der Außenwelt können ungehindert in unseren Körper eindringen.

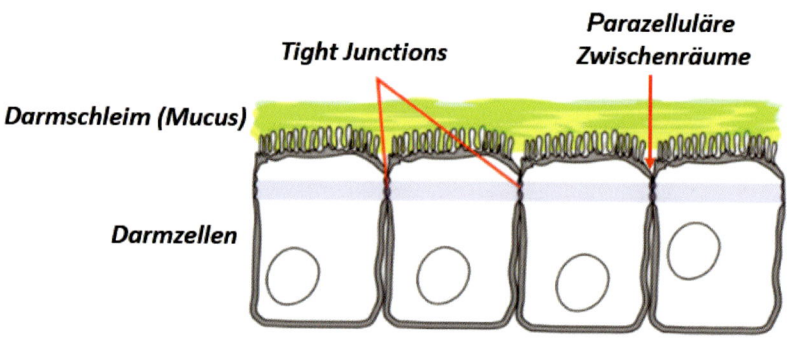

Tight Junctions sind die Fäden, die die Zellzwischenräume verschließen und so die Darmwand abdichten.

Bei Patienten mit einem Leaky-Gut-Syndrom werden der Körper und die Gesundheit insgesamt in Mitleidenschaft gezogen. Auch hier können übrigens lösliche Ballaststoffe wie zum Beispiel wasserlösliche Guarbohnenfasern helfen, die unter anderem die Produktion von Tight-Junction-Proteinen steigern. Die Darmwand wird so wieder stärker abgedichtet.

Die Symptome des Leaky-Gut-Syndroms können vor allem im Darmbereich auftreten: Verstopfung, häufiger Durchfall, Blähungen, Reizdarmbeschwerden, Stühle mit Verdauungsrückständen (Fettstuhl), Nahrungsmittelunverträglichkeiten. Leaky-Gut-Symptome sind aber nicht nur auf den Darm beschränkt. Sie können auch systemische und vom Darm weit entfernte Beschwerdebilder auslösen, die von Ärzten aus Unkenntnis aber leider selten mit einem Leaky-Gut-Syndrom in Verbindung gebracht werden.

Ein undichter Darm kann sehr viele Symptome und Erkrankungen auslösen: Allergien, Konzentrationsstörungen, depressive Verstimmungen, Kopfschmerzen und Migräne, chronische Gelenkschmerzen, chronische Muskelschmerzen, Müdigkeit und Leistungsabfall sowie Entzündungen von Haut und Schleimhäuten, chronisches Müdigkeitssyndrom, Diabetes, Multiple Sklerose, Herz-Kreislauf-Erkrankungen und die Entwicklung neurodegenerativer Erkrankungen wie Parkinson oder Alzheimer.

Besonders wichtig im Zusammenhang mit diesem Buch, in dem es um die Verbesserung der Immunabwehr geht: Bei einem löchrigen Darm neigen wir auch zu Autoimmunerkrankungen und Infektanfälligkeit.

Noch einige Fakten zu den Ursachen eines löchrigen Darms:

- Meist ist die Schleimschicht des Dünndarms einfach zu dünn. Es wird durch eine Dysbiose zu wenig schützendes Immunglobulin A (IgA) produziert.

- Manchmal liegt auch eine bakterielle Überbesiedlung des Dünndarms (SIBO) vor. Hier sind Bakterien, die eigentlich in den Dickdarm gehören, in den Dünndarm gelangt. SIBO steht für „small intestinal bacterial overgrowth" und ist vermutlich eine der am häufigsten übersehenen und unterdiagnostizierten Erkrankungen. Die häufigsten Symptome einer Dünndarmfehlbesiedlung sind: aufgetriebener Bauch, veränderte Stuhlfrequenz und/oder -beschaffenheit (Verstopfung, Durchfall oder beides), Aufstoßen, Blähungen, Übelkeit und Sodbrennen.

- Nahrungsmittelintoleranzen und damit verbundene Entzündungen, einseitige Ernährungsweise, Stress, Infektionskrankheiten oder Medikamente, insbesondere die Einnahme von Antibiotika, können ebenfalls einen entzündeten und durchlässigen Darm verursachen.

Fünfte Verteidigungslinie: zelluläre Immunabwehr

Die fünfte und letzte Verteidigungslinie stellt die zelluläre Immunabwehr mit Makrophagen, T-Zellen, B-Zellen und weiteren Immunzellen dar.

Die Vorteile von Ballaststoffen

Der Begriff „Ballaststoffe" ist irreführend. Er stammt aus einer Zeit, in der man noch nicht um die Vorteile wusste. Deswegen wird heute auch häufig die Bezeichnung „Faserstoffe" verwendet. Ballaststoffe sind kein Ballast – sie sind sogar gesund. Eine regelmäßige und angemessene Zufuhr hilft, diversen Krankheiten vorzubeugen. Auch für unser Immunsystem sind sie von Bedeutung. Als Richtwert für den Tagesbedarf empfiehlt die Deutsche Gesellschaft für Ernährung mindestens 30 Gramm Ballaststoffe pro Tag für Erwachsene. Nach Daten der Nationalen Verzehrsstudie II, die das Max-Rubner-Institut zwischen 2005 und 2007 im Auftrag des Bundesministeriums für Ernährung, Landwirtschaft und Verbraucherschutz durchgeführt hat, weisen 75 Prozent der Frauen und 68 Prozent der Männer eine Ballaststoffzufuhr unter dem Richtwert von mindestens 30 Gramm pro Tag auf.

Faserstoffe fördern das Sättigungsgefühl, sorgen dafür, dass die Nahrung länger und besser gekaut wird, und lassen außerdem den Blutzuckerspiegel langsamer ansteigen. Prinzipiell unterscheidet man zwischen wasserlöslichen und wasserunlöslichen Ballaststoffen. Zu den löslichen Ballaststoffen gehören unter anderem: Pektine, Inulin, Oligofruktose. Sie sind primär in Obst und Gemüse enthalten. Im Dickdarm werden wasserlösliche Ballaststoffe von dort lebenden Bakterien zu kurzkettigen Fettsäuren und Gasen abgebaut. Beides macht den Stuhl weicher, das Stuhlvolumen nimmt zu. Das ermöglicht eine zügige, regelmäßige Darmentleerung ohne Pressen. Gleichzeitig dienen die löslichen Ballaststoffe den Bakterien als Nahrung. Sie können sich dadurch gut vermehren. Man bezeichnet sie daher auch als „Präbiotika" oder „Futter" für die guten Darmbakterien. Ohne wasserlösliche Ballaststoffe verhungern die probiotischen Bakterien sprichwörtlich.

Unlösliche Ballaststoffe fungieren als Quellstoff, indem sie Wasser im Darm binden. Zu den unlöslichen Faserstoffen gehören Zellulose und Lignin, die in erster Linie in Getreide und Hülsenfrüchten vorkommen. Unlösliche Ballaststoffe binden viel weniger Wasser als lösliche Faserstoffe, werden aber von den Bakterien kaum abgebaut, wodurch sie das Stuhlvolumen stärker vergrößern. Ein voluminöser Stuhl regt die Bewegungen des Darms an, was wiederum den Weitertransport der Nahrungsreste und ihre Ausscheidung beschleunigt.

Beide Arten von Ballaststoffen haben also ihre Vorteile. Geht es jedoch um den Aufbau einer gesunden Darmflora, sind die wasserlöslichen Ballaststoffe wegen ihrer präbiotischen Funktion wichtiger. Neben Probiotika haben also auch Präbiotika eine einzigartige, gesundheitsfördernde Wirkung auf den Darm. Präbiotische Lebensmittel sorgen dafür, dass sich vor allem Bifidobakterien in unserem Darm wohlfühlen. Krank machende Bakterienstämme wie Clostridien und bestimmte Arten von Escherichia coli haben es dann schwerer, sich im Darm auszubreiten. Durch Ballaststoffe werden auch Toxine, Stoffwechselschlacken und pathogene (krank machende) Keime im Darm leichter ausgeschieden.

Präbiotika kommen, wie bereits erwähnt, in Gemüse und Obst vor. Damit Präbiotika wirken können, ist laut Studien allerdings eine Menge von etwa zehn Gramm pro Tag notwendig. Das bedeutet für den Speiseplan: mehrere Portionen Obst (Vorsicht: viel Fruchtzucker!) und Gemüse pro Tag. Die meisten Menschen schaffen das nicht. Daher ist oftmals die Ergänzung mit präbiotischen Ballaststoffen sinnvoll.

Hier ist das Qualitätsprodukt Colon Vital bestens geeignet. Es ist ein sogenanntes Synbiotikum, also eine Kombination von Pro- und Präbiotika. Colon Vital® enthält als Präbiotika Bio-Akazienfaserpulver, Flohsamenschalen sowie feinst vermahlenen Leinsamenschrot, zusätzlich sechs verschiedene probiotische Keime und das darmfreundliche Fenchelsamenpulver. Die Zutaten ergänzen sich synergistisch. Die in Colon Vital enthaltenen probiotischen Keime sind: Lactobacillus acidophilus, Lactobacillus salivarius, Lactobacillus casei, Lactococcus lactis, Bifidobacterium lactis und Enterococcus faecium. Colon Vital ist glutenfrei und laktosefrei.

Ebenfalls geeignet ist das Produkt Sunfiber®, ein löslicher Ballaststoff, der aus hydrolysiertem Guarkernmehl hergestellt wird. Das vielseitige Pulver kann leicht zu einer Vielzahl von Lebensmitteln

Natürlich immun

und Getränken hinzugefügt werden. Es ist geschmacksneutral und verändert nicht die Konsistenz von Speisen und Getränken.

Ballaststoffe

- verbessern die Darmtätigkeit und sorgen in Folge für weicheren und regelmäßigen Stuhlgang
- verringern die Triglyceridwerte (Blutfettwerte)
- verringern das Risiko einer Gewichtszunahme
- verstärken das Sättigungsgefühl und verbessern die Appetitkontrolle
- lassen den Blutzuckerspiegel langsamer ansteigen
- erhöhen die Artenvielfalt im Darm; je mehr unterschiedliche Arten in unserem Darm leben, umso stärker ist die Schutzwirkung des Darms für unsere Gesundheit

Die in Colon Vital enthaltenen wasserlöslichen Ballaststoffe der Akazienfaser verringern das Wachstum der schlechten, krank machenden Darmbakterien. Des Weiteren fördert das Synbiotikum die Erhaltung der intakten Darmschleimhaut, die das Eindringen von Viren, Bakterien und toxischen Substanzen hemmt. Eine ballaststoffarme Ernährung führt zu einer Verringerung dieser Schleimschicht, sodass Keime leichter eindringen können. Vor allem erhöhen diese speziellen Ballaststoffe in Kombination mit den guten Darmbakterien die Produktion von IgA in der Darmschleimhaut, einem wichtigen Antikörper, der vor vielen Viren und Bakterien schützt.

Phasen des Immunsystems – Vorbeugen ist besser als heilen

Generell kann man drei Phasen des Immunsystems unterscheiden.

1. Vor einer Infektion: Abwehrkräfte stärken und trainieren
2. Akute Infektion: mit den richtigen Mitteln den Körper bestmöglich unterstützen
3. Schwere Verläufe einer akuten Infektion

Vor einer Infektion

Meist sind wir gesund und fühlen uns gut. Trotzdem sollte man präventiv seine Abwehrkräfte stärken und trainieren. Besonders Menschen, die sehr krankheitsanfällig sind, müssen mehr tun als die, die vor Gesundheit strotzen. Wir wollen vermeiden, dass wir krank werden. Unser Immunsystem braucht also etwas zu tun. Es braucht einige Herausforderungen und Aufgaben. Ähnlich wie bei einem Wettkampf kann nur vorheriges Training hier Erfolg bringen. Übertriebene Hygiene ist fehl am Platz. Wie sonst könnte unser Körper eine Immunreaktion trainieren oder schon bestimmte Antikörper bilden, die dann im Fall eines Angriffs verwendet werden, um Bakterien und Viren zu besiegen? Solche Trainingsmöglichkeiten können sein:

- Beta-Glucane: Beta-Glucane sind Bestandteile von Hefezellen, auf die der Körper wie auf einen Feind reagiert. Es werden vermehrt Abwehrzellen gebildet.
- Pflanzen, die das Immunsystem stimulieren: Dazu gehört beispielsweise Echinacea. Die Apotheken-Umschau schreibt über Echinacea: „Wer Zubereitungen der Heilpflanze gleich bei den

ersten Anzeichen eines grippalen Infekts einnimmt, bei dem sind die typischen Beschwerden tendenziell milder und der Infekt verschwindet schneller wieder. Möglicherweise lässt sich der Erkältung sogar vorbeugen."

- Wärme- und Kältereize: Dazu gehören Sauna, Infrarotmatten (Biomat), Kneipp-Kuren, Kältebäder, Kältekammern.
- Terpene: Wir atmen sie ein, wenn wir eine Waldwanderung unternehmen.
- Sport: Sportliche Belastungen induzieren eine aseptische Entzündung, die uns stärkt (zu starke Belastungen können unser Immunsystem aber auch schwächen).
- Auch Vitamine und Mineralien, die für ein gesundes Abwehrsystem unabdingbar sind, sollte man schon vor einer möglichen Infektion einnehmen. Im besten Fall bleibt man dann komplett von einer Grippe oder Erkältung verschont. Dazu gehören: Vitamin D_3, Vitamin A (für die Gesundheit der Schleimhäute), Vitamin C, Zink, Selen und Jod.

Wenn unser Immunsystem gesund ist, wird es durch die oben genannten Maßnahmen stärker und schlagkräftiger. Ist es durch Alter, Vorerkrankungen, eine angeborene oder erworbene Immunschwäche jedoch bereits geschwächt, ist jede weitere Reizung kontraproduktiv und sogar kontraindiziert, denn sie kann zu einer völligen Überlastung des Immunsystems führen. Auch wer an einer akuten Infektion leidet, sollte sein Immunsystem nicht durch Sport, Hitze, Kälte und Impfungen reizen und überlasten. In einer solchen Situation kommen nur die wichtigen Vitamine und Mineralstoffe infrage sowie Maßnahmen, die bei einer akuten Infektion dem Immunsystem helfen können.

Akute Infektion

Bei einem Infekt arbeitet unser Immunsystem auf Hochtouren. Aufgrund einer erhöhten Aktivität der Abwehrzellen haben wir einen erhöhten Bedarf an Vitalstoffen, auch an den Vitaminen, Mineralstoffen und Eiweißbestandteilen, die der Körper braucht, um vor allem mehr Energie in den Mitochondrien zu erzeugen. Daher benötigt unser Immunsystem in dieser Phase jede Menge Unterstützung durch Mikronährstoffe, die seine Funktion und seine Energieproduktion unterstützen. Dazu zählen vor allem:

- die Vitamine der B-Gruppe
- Vitamin C
- Vitamin D$_3$
- Coenzym Q10 (Ubiquinol)
- D-Ribose
- Mineralstoffe wie Magnesium, Zink, Selen
- Aminosäuren wie L-Glutamin und L-Lysin, L-Carnitin
- Polyphenole aus Pflanzen, Früchten und Tee

Darüber hinaus sollte man das Immunsystem auch durch die Einnahme antiviral und antibakteriell wirkender Pflanzenextrakte unterstützen. Das Buch enthält ein ausführliches Kapitel zu diesem Thema. Auch Polyphenole sollte man nicht vergessen. Dazu gehören beispielsweise Früchte und Fruchtextrakte wie Cranberry, Holunderbeere, Amla, Camu-Camu, grüner Tee, Cistus, Brokkoliextrakt, Moringaextrakt, OPC, Pinienrinde (Pycnogenol) oder Heidelbeeren. Die Polyphenole stellen natürliche Antikörper dar, die verhindern, dass Viren und Bakterien an Zellen anhaften und in sie eindringen. Dadurch schützen sie vor Infektionen und hemmen die Vermehrung dieser Keime im Körper.

Schwere Verläufe einer akuten Infektion: der Zytokinsturm

Im Zusammenhang mit schweren Verläufen von COVID-19 ist immer wieder einmal die Rede von einem sogenannten Zytokinsturm. Zytokine sind Entzündungsbotenstoffe, die im Körper die Abwehr von Krankheitserregern regulieren. Ein Zytokinsturm ist die unkontrollierte Freisetzung von Zytokinen – eine heftige, übermäßige Reaktion der körpereigenen Abwehr. Ein Zytokinsturm hat schwere entzündliche Reaktionen zur Folge. Betroffen ist primär die Lunge, aber auch andere Organe können unter der unkontrollierten Entzündungsreaktion leiden. Bei schweren Verläufen kann dies lebensbedrohlich sein.

Ärzte verordnen hier Medikamente wie Corticosteroide, COX-2-Hemmer, Antikörperinfusionen und Statine. Aus naturheilkundlicher Sicht sind Antioxidantien und antientzündliche Stoffe wie Kurkuma, Polyphenole, Vitamin E oder Astaxanthin sehr wichtig. Laut internationalen Studien helfen auch Vitamin-C-Infusionen und höher dosiertes Vitamin D_3.

Vitamin D ist immunregulierend und hemmt die TH1-Immunantwort, indem es in erster Linie die Produktion entzündungsfördernder Zytokine unterdrückt. Darüber hinaus fördert Vitamin D die Bildung entzündungshemmender Zytokine und regt zu einer verstärkten Bildung regulatorischer T-Zellen an. Zahlreiche Studien haben bewiesen, dass ein Vitamin-D-Mangel den Körper anfällig macht für verschiedene Atemwegserkrankungen, Lungenentzündung und virale sowie bakterielle Infektionen im Allgemeinen. Die Ergänzung der Nahrung mit Vitamin D ist demzufolge eine sehr wirksame, sichere und preiswerte Möglichkeit, um sich vor Infektionskrankheiten zu schützen.

Nach einer erfolgreich abgewehrten Infektion ist es wichtig, dass das Immunsystem seine erhöhte Aktivität schnell wieder auf ein normales Maß herunterreguliert. Häufig ist es aber so, dass unser Immunsystem weiter Zytokine freisetzt, um noch vorhandene Krankheitserreger zu beseitigen. Wenn die pathogenen Erreger aber bereits dezimiert sind, kann es passieren, dass die Zytokine körpereigene gesunde Zellen angreifen und schädigen. Auch hier kann der Einsatz antientzündlicher Pflanzenstoffe helfen, die Entzündungsreaktionen des Körpers zu bremsen und das Immunsystem wieder herunterzufahren. Hilfreich sind wiederum polyphenolreiche Pflanzenextrakte sowie beispielsweise Kurkuma oder Olivenblattextrakt. Auch Vitamin D sollte man als Immunregulator weiter einnehmen.

Nachwort

„Es ist nicht genug zu wissen –
man muss es auch anwenden.
Es ist nicht genug zu wollen,
man muss es auch tun."

- JOHANN WOLFGANG VON GOETHE

An dieser Stelle möchte ich noch einmal in Erinnerung rufen, was ich bereits in der Einleitung geschrieben habe: Die Vitamine, Mineralstoffe, Spurenelemente und Eiweißbausteine, die im vorderen Teil des Buches beschrieben wurden, sind unverzichtbar. Sie sind ein „Must-have", wie es auf Neudeutsch heißt. Ihr Immunsystem kann ohne Vitamin D_3, Vitamin C, Vitamin A, Zink oder Selen seinen Dienst nicht verrichten. Hier sollten Sie gut darauf achten, dass Sie mit allem versorgt sind. Glauben Sie bitte nicht den gebetsmühlenartig verbreiteten Ammenmärchen, dass, wer sich abwechslungsreich ernährt, keine zusätzlichen Vitamine braucht, oder dass, wer im Winter in die Sonne geht, genügend Vitamin D hat. Es gibt hinreichend viele Studien, die diese Aussagen eindeutig widerlegen.

Auch Ihre Darmgesundheit ist elementar wichtig. Dies ist Ihnen sicherlich beim Lesen des entsprechenden Kapitels klar geworden. Vermutlich wussten Sie es auch schon vorher. Erfahrungsgemäß werden Sachbücher ja von Menschen gelesen, die ohnehin schon ein gutes Vorwissen haben und es nur noch vertiefen möchten.

Den mittleren Teil, der die antiviralen und antibakteriellen Naturheilmittel behandelt, sollten Sie als eine Art Büffet betrachten. Picken Sie sich das heraus, was Sie anspricht. Sie müssen nicht alle beschriebenen Heilpflanzen in Ihrer Hausapotheke haben. Es genügt eine Auswahl. Auch Abwechslung macht hier Sinn. Das Buch erhebt keinen Anspruch auf Vollständigkeit. Es gibt einige Vitalstoffe, die die Funktion des Immunsystems ebenfalls unterstützen, wie eine Reihe von B-Vitaminen, Eisen oder Jod. Natürlich gibt es auch noch weit mehr antivirale und antibakterielle Heilpflanzen wie beispielsweise Knoblauch, Meerrettich, Salbei, Melisse, Thymian, Zitronenverbene, Kapuzinerkresse, Zimt, Kapland-Pelargonie (Umckaloabo), Katzenkralle (*Uncaria tomentosa*), Lapachorinde oder Aloe vera.

Verzichtet habe ich auch auf die üblichen Tipps, die Sie in Ihrer Tages- oder Apothekenzeitung lesen können: Sauna, genügend schlafen, nicht rauchen, Übergewicht abbauen, Stress reduzieren und ausreichend Bewegung an der frischen Luft.

„Es lebe der Sport – er ist gesund und macht uns hart", heißt es in einem Lied des Österreichers Rainhard Fendrich. Auch wenn es eine Binsenweisheit ist, möchte ich an dieser Stelle doch noch einige Worte über die allseits gepriesene Bewegung verlieren.

Im Jahr 2001 prägte die dänische Professorin Bente Klarlund Pedersen den Begriff der „Myokine". Das Wort setzt sich aus dem griechischen *mys* für Muskeln und *kinema* für Bewegung zusammen. Myokine werden von unseren Muskeln vermehrt ausgeschüttet, sobald sie stark belastet werden. Es sind hormonähnliche Botenstoffe, die dann über die Blutbahn in alle Organe gelangen. Myokine sind praktisch eine körpereigene Apotheke. Bisher wurden insgesamt 600 Myokine entdeckt. Die Wirkungen sind vielfältig. Sie helfen unter anderem, die Fettverbrennung zu optimieren und Entzündungen zu reduzieren. Sie tragen dazu bei, schweren Krankheiten wie Diabetes, Alzheimer oder Krebs vorzubeugen. Sie fördern auch das Wachstum von Nervenzellen und Blutgefäßen. Myokine sind ein wahrer Jungbrunnen und liefern eine Erklärung dafür, dass ältere

Menschen, die sehr aktiv sind, in der Regel weniger gesundheitliche Probleme haben. Myokine, zu denen auch verschiedene Interleukine gehören, stärken ebenfalls das Immunsystem und wirken Infekten entgegen. Deshalb ist es wichtig, an dieser Stelle den Gesundheitsfaktor „Bewegung" zu betonen.

Unser Körper hat ungefähr 650 Muskeln. Ausdauersportarten wie Laufen, Fahrradfahren oder Schwimmen sind optimal. Wenn die Muskulatur angesprochen wird, sind auch Yoga oder Pilates zu empfehlen. Das ideale Myokin-Training ist jedoch der Kraftsport, da hier nahezu alle Muskeln aufgebaut werden. Jede Form von Bewegung ist willkommen. Menschen, die nicht so fit sind, können einfach wandern.

Nur keinen Stress! Auch das ist mittlerweile Alltagswissen. Stress schadet unserer Gesundheit. Stresshormone fördern Entzündungen und blockieren unser Immunsystem. Da Stress heute ein globales Problem ist, gilt es Mittel und Wege zu finden, die Stresshormone wieder abzubauen. Vor dem Fernseher funktioniert das in der Regel nicht. Sport oder gezielte Entspannungsübungen sind hier wesentlich besser geeignet.

Auch unsere Psyche hat einen Einfluss auf unsere Abwehrkräfte. Psychoneuroimmunologie ist mittlerweile ein Forschungsgebiet und schon das Wort zeigt, dass es hier enge Wechselwirkungen gibt.

Abschließend noch einige Sätze zum Begriff der Immunsystemstärkung: Sie sollte gar nicht das Ziel sein. Es geht vielmehr um Immunregulation. Bei manchen Menschen reagiert das Immunsystem zu stark. Man denke nur an die vielen Allergien. Immer häufiger neigen Menschen auch zu Autoimmunerkrankungen wie Hashimoto, Multipler Sklerose, rheumatoider Arthritis oder Diabetes Typ 1. Hier greift das Immunsystem körpereigene Zellen an. Bei Autoimmunerkrankungen ist Entgiftung sehr wichtig. Auch die Vitamine D_3, A, E und C haben sich bei Autoimmunerkrankungen bewährt.

Was passiert auf biochemischer Ebene, wenn das Immunsystem eigene Zellen und Organe angreift? Letztendlich handelt es sich um ein Ungleichgewicht zwischen verschiedenen Zelltypen des Immunsystems, genauer gesagt T-Helferzellen, noch genauer TH1 und TH2. Ich möchte dieses Konzept kurz erläutern, ohne zu sehr ins Detail zu gehen: Leukozyten, die sogenannten weißen Blutkörperchen, sind ein wesentlicher Bestandteil des Immunsystems. Die Leukozyten lassen sich in drei Gruppen unterteilen: Granulozyten, Monozyten und Lymphozyten. Die Lymphozyten lassen sich nochmals unterteilen: in T-Killerzellen, T-Gedächtniszellen, regulatorische T-Zellen und T-Helferzellen (kurz TH). Man sieht hier, wie differenziert, wie ausgeklügelt unser Immunsystem ist. Die T-Helferzellen bestehen wiederum aus verschiedenen Zelltypen, deren wichtigste Vertreter TH1 und TH2 sind.

In einem gesunden Organismus herrscht ein Gleichgewicht von TH1 und TH2. Liegt eine TH1-Dominanz vor, wird gesundes, körpereigenes Gewebe angegriffen. Es kommt zu Autoimmunerkrankungen. Wenn Sie davon betroffen sind, sollten Sie im Internet eine Suchmaschine bemühen und Begriffe wie „TH1 TH2 System" oder „TH1 TH2 Gleichgewicht" eingeben.

Ideal ist es natürlich, wenn man einen Arzt oder Heilpraktiker findet, der sich mit der TH1/TH2-Balance auskennt. Selbsthilfemaßnahmen sind, wie bereits erwähnt, die Vitamine C, A und E. Auch eine Darmsanierung ist hier von elementarer Wichtigkeit.

Zu guter Letzt hoffe ich, dass Ihnen das Buch gefallen hat und Sie viele Tipps daraus für die Regulation und Verbesserung Ihrer Abwehrkräfte nutzen können. Es würde mich freuen, wenn Sie das Buch weiterempfehlen oder auch bei Gelegenheiten wie Geburtstagen oder Einladungen verschenken. Jeder Autor freut sich auch über positive Bewertungen auf Amazon. Ein wesentliches Ziel des Buches ist es, Ihnen die Angst vor Infektionskrankheiten zu nehmen.

Angst macht krank und schwächt das Immunsystem. Wer gute Abwehrkräfte hat, braucht sich nicht vor Grippe- oder Coronaviren zu fürchten. Angst ist ohnehin ein schlechter Ratgeber. In diesem Sinne hoffe ich, dass dieses Buch Ihnen Mut macht und ein guter Ratgeber für Sie ist.

Anhang

Kapitel für Therapeuten: COVID-19 und der Darm

Es kursieren sehr viele unterschiedliche und zum Teil widersprüchliche Informationen zum Thema SARS-CoV-2 (severe acute respiratory syndrome coronavirus type 2) und zur daraus resultierenden COVID-19-Erkrankung. Um beurteilen zu können, für wen das neue Virus gefährlich sein kann, ist es wichtig, hier genau auf die Studien der Wissenschaftler zu schauen. Daher sollen in diesem Kapitel viele Originalarbeiten als Beleg angeführt werden, damit Therapeuten insbesondere die Zusammenhänge von Darmgesundheit und COVID-19 selbst recherchieren können.

SARS-CoV-2 und COVID-19 sind ein gutes Beispiel dafür, was die Menschheit und die Wissenschaft erreichen kann, wenn alle zusammen mit Hochdruck an demselben Ziel arbeiten. Seit der ersten SARS-Epidemie wurden sehr viele Studien durchgeführt und wissenschaftliche Ergebnisse veröffentlicht, sodass das Virus, seine Wirkweise und sinnvolle Therapien viel schneller als üblich bekannt wurden.

Warum kann in bestimmten Fällen COVID-19 gefährlicher als eine Grippe sein? Wir kennen ja sehr viele leichte, aber auch zahlreiche schwere Verläufe bei dieser Erkrankung. Der Vitamin-D-Blutspiegel spielt hier ganz offensichtlich eine große Rolle. Je besser die Versorgung mit Vitamin D ist, umso leichter ist der Verlauf. Hierzu wurden weltweit bisher 316 Studien veröffentlicht (Stand Dezember 2020).

Ein gesundes Mikrobiom ist jedoch mindestens genauso wichtig wie der Vitamin-D-Status. Zunächst einmal gehören Grippeviren auch zu den Coronaviren wie SARS-CoV-2. Aber damit enden die Gemeinsamkeiten auch schon. SARS-CoV-2 ist bei schweren Verläufen offensichtlich gefährlicher als ein herkömmliches Influenzavirus.

Was hat nun COVID-19 mit unserem Immunsystem und dem Darm zu tun? Was viele Menschen nicht wissen, ist, dass COVID-19-Patienten zu einem großen Teil auch unter Magen-Darm-Problemen leiden. Mehr als 50 Prozent aller COVID-19-Patienten haben auch Verdauungsprobleme und ca. 47 Prozent der COVID-19-Patienten haben sowohl Verdauungs- als auch Lungenprobleme (Pan 2020)[1].

Eine Frage sollte uns hier besonders interessieren: Wie gelangt SARS-CoV-2 in unsere Zellen? Schon im Jahr 2003 im Zuge der ersten SARS-Epidemie wurde entdeckt, dass das SARS-Virus ein spezielles körpereigenes Enzym auf der Oberfläche unserer Zellen als Einfallstor benutzt, und zwar das Angiotensin-Converting Enzyme 2 (ACE2) (Li 2003)[2].

Dieses Enzym ist ein wichtiger Bestandteil unserer Blutgefäße und regelt den Blutdruck (Crackower 2002)[3]. Sogenannte ACE-Hemmer sind eine große Klasse von Arzneimitteln zur Senkung eines erhöhten Blutdrucks.

Im Jahr 2004 wurde das ACE2-Protein auf der Oberfläche von Lungenzellen und Zellen unserer Darmschleimhaut gefunden. Das Enzym wurde auch in allen weiteren untersuchten Organen wie Mund- und Nasenschleimhaut, Lunge, Magen, Dünndarm, Dick-

---

1   Pan L et al. Clinical Characteristics of COVID-19 Patients With Digestive Symptoms in Hubei, China: A Descriptive, Cross-Sectional, Multicenter Study Am J Gastroenterol 2020, Apr 15.
2   Li W, Moore MJ, Vasilieva N, et al. Angiotensin-converting enzyme 2 is a functional receptor for the SARS coronavirus. Nature 2003; 426: 450–454.
3   Crackower MA, Sarao R, Oudit GY, et al. Angiotensin-converting enzyme 2 is an essential regulator of heart function. Nature 2002; 417: 822–828.

darm, Haut, Lymphknoten, Thymus, Knochenmark, Milz, Leber, Niere und Gehirn gefunden (Hamming 2004)[4].

Man kann also sagen, dass ACE2 praktisch in allen Organen vorhanden ist. Die Funktion von ACE2 in diesen Organen ist jedoch weitgehend unbekannt. SARS-CoV-2 ist in der Lage, in allen diesen Organen **ACE2 als Eingangstor** zu nutzen, um die Zellen der Organe zu befallen und am Ende ein multiples Organversagen auszulösen. Das ist neu und das machen normale Grippeviren nicht. Zusätzlich kann das SARS-Virus auch alle Blutgefäße befallen und damit die zentrale Durchblutung stören, was wiederum alle Organe in ihrer Sauerstoffversorgung beeinflusst und stört.

ACE2 wird auch von Darmzellen produziert, was bedeutet, dass unsere Darmzellen SARS-CoV-2 ebenfalls ein Einfallstor bieten. SARS-CoV-2 kann also auch unsere Darmzellen befallen, sich in unserem Darm stark vermehren und von dort aus auf den gesamten Körper übergreifen (Zhou 2020)[5].

Darüber hinaus hat ACE2 eine weitere wichtige Funktion im Darm: Es wird vom Darm zur Eindämmung von Darmentzündungen produziert. Eine Entzündung im Darm und eine Dysbiose, also ein Ungleichgewicht unserer Darmbakterien, führen zu einer erhöhten Produktion von intestinalem ACE2 in unserem Darm. Dies wiederum erhöht die Infektiosität mit SARS-CoV-2 und die Vermehrung von SARS-CoV-2 im Darm nimmt zu.

Studien haben gezeigt, dass die Schwere einer COVID-19-Erkrankung auch beeinflusst wird von der Höhe der Viruslast. Je mehr Viren sich im Körper bilden können, umso schwerer war der Verlauf

---

4   Hamming I, Timens W, Bulthuis ML, Lely AT, Navis G, van Goor H. Tissue distribution of ACE2 protein, the functional receptor for SARS coronavirus. A first step in understanding SARS pathogenesis. J Pathol. 2004 Jun;203(2):631-7.

5   Zhou, J., Li, C., Liu, X. *et al* Infection of bat and human intestinal organoids by SARS-CoV-2. *Nat Med* **26**, 1077–1083 (2020). https://doi.org/10.1038/s41591-020-0912-6.

der COVID-19-Erkrankung. (Zheng 2020)[6]. Übrigens lässt sich bei Menschen, die infiziert waren und genesen sind, das Virus auch viel länger im Stuhl nachweisen als im Blut oder in der Lunge. Das bedeutet: Patienten, die keine Viren mehr in der Lunge oder im Blut haben, scheiden das Virus immer noch mit dem Stuhl aus.

Wichtig: Eine mikrobielle Dysbiose in unserem Darm induziert entzündliche Zustände und daraus resultierend die vermehrte Produktion des SARS-CoV-2-Rezeptors (ACE2) (Yang 2020)[7]. Somit erhöht sich die Infektiosität des Darms. Eine schlechte Darmflora erleichtert es dem Virus, sich besser und schneller zu vermehren. Das erklärt auch, warum Menschen, die Darmprobleme und eine sehr einseitige und verarmte Darmflora haben, schwerer an COVID-19 erkranken. Zu dieser Gruppe gehören Übergewichtige, Diabetiker und ältere Menschen, die oft unter Darmproblemen und Darmentzündungen leiden und eine geringe Vielfalt an probiotischen Keimen im Darm aufweisen. Interessanterweise sind es genau die Menschen, die als „Risikopatienten" gelten.

Studien zeigen, dass Darmentzündungen durch eine vielfältigere Darm-Mikroflora reduziert werden. Somit wird auch die Produktion von ACE2 vermindert (Yang 2020). Dadurch kann SARS-CoV-2 sich dann weniger vermehren, da es weniger Türen findet, um in unsere Darmzellen einzudringen. Jeder kann also etwas für seinen Darm tun und durch die Aufnahme von mehr Ballaststoffen und Probiotika/Mikrobiotika seine Vielfalt an Darmbakterien erhöhen, Darmentzündungen reduzieren und so SARS-CoV-2 die Vermehrung im Darm erschweren.

---

6   Zheng, Shufa; Fan, Jian; Yu, Fei; Feng, Baihuan; Lou, Bin; Zou, Qianda et al. (2020): Viral load dynamics and disease severity in patients infected with SARS-CoV-2 in Zhejiang province, China, January-March 2020: retrospective cohort study. In: *BMJ* 369, m1443. DOI: 10.1136/bmj.m1443.

7   Yang, Tao; Chakraborty, Saroj; Saha, Piu; Mell, Blair; Cheng, Xi; Yeo, Ji-Youn et al. (2020): Gnotobiotic Rats Reveal That Gut Microbiota Regulates Colonic mRNA of Ace2, the Receptor for SARS-CoV-2 Infectivity. In: *Hypertension* 76 (1), e1-e3.

Literaturverweise

Bücher

Bakhuis, Paula: *Gesund durch Indianer-Heilwissen: Ein Tee macht Geschichte.* Amersfoort/Niederlande: Parole Publishing, 2018 (3. Auflage).

Burgerstein, Lothar: *Handbuch Nährstoffe: Vorbeugen und heilen durch ausgewogene Ernährung. Alles über Vitamine, Mineralstoffe und Spurenelemente.* Stuttgart: Trias, 2018 (13. aktualisierte und erweiterte Auflage).

Dahlke, Rüdiger: *Schutz vor Infektionen: Immunkraft steigern – natürlich und nachhaltig. Unter besonderer Berücksichtigung von Covid-19 und Impfproblematik.* Allschwil/Schweiz: Terzium, 2020.

Flemmer, Andrea: *Viruserkrankungen natürlich behandeln: Mit effektiven Wirkstoffen gegen Erkältung, Grippe, Herpes, Warzen, Magen-Darm-Infekt, Pfeiffersches Drüsenfieber und vieles mehr.* Kirchzarten bei Freiburg: VAK, 2017.

Grandt, Marion und Michael: *Antibiotika aus der Natur: Sanfte Heilung durch natürliche Medizin.* Rottenburg: Kopp, 2014 (5. Auflage).

Gröber, Uwe: *Gesund mit Vitamin D: Wie das Sonnenhormon hilft und schützt.* München: Südwest, 2017.

Hamann, Brigitte: *Aminosäuren: Dank revolutionärer wissenschaftlicher Erkenntnisse neue Vitalität gewinnen, besser schlafen, langsamer altern und Krankheiten vorbeugen.* Rottenburg: Kopp, 2018.

Hanke, Eva; Wegner, Ernst: *Zink: Das neue Vitalprogramm für Ihren Körper.* München: Droemer Knaur, 1999.

Heepen, Günther H.: *Natürliche Virenkiller: Mit der Hilfe der Natur: Immunsystem stärken und Viruserkrankungen vorbeugen.* München: Gräfe und Unzer, 2020.

Held, Monika: *Gesund mit Mikronährstoffen: Geheimnisse der Gesundheit.* Feldkirchen-Westerham: Heldverlag 2017.

Helden, Raimund von: *Gesund in sieben Tagen: Erfolge mit der Vitamin-D-Therapie.* Dresden: Hygeia, 2017 (24. Auflage).

Henrichs, Dieter: *Handbuch Nähr- & Vitalstoffe: Anwendungs-Tipps und Praxiswissen zur Vorbeugung und Behandlung gesundheitlicher Beschwerden.* Leer: Constantia, 2005.

Johansson, Lars: *Die Eiweißrevolution! MAP – Master Amino Acid Pattern: Die Entdeckung des menschlichen Aminosäurenmusters und seine Bedeutung für die Proteinernährung.* Stubbington: Information4Life, 2012.

Jopp, Andreas: *Risikofaktor Vitaminmangel: Stoffwechsel und Immunsystem in Topform. Mehr Leistungskraft und eine stabilere Psyche; Schutz gegen Krebs, Herz-Kreislauf-Erkrankungen und Altersdemenz.* Stuttgart: Trias, 2017 (5. Auflage).

Kinadeter, Harald: *Gesund mit Vitaminen: Der tägliche Vitaminbedarf zum Schutz vor Krankheiten und Umwelteinflüssen.* München: Deutscher Taschenbuch Verlag, 1996 (2. Auflage).

Klante, Dirk: *Vitamine, die bessere Medizin: Wie Sie einfach gesünder leben können.* Basel: Synergia, 2019 (2. überarbeitete und erweiterte Auflage).

Ley, Beth M.: *Kolostrum: Der natürliche Energiespender.* Kirchzarten bei Freiburg: VAK, 2013 (3. Auflage).

Lindner, Bettina: *Ganzheitlich entgiften und entschlacken: Die 8-Kräuterkur für ein gesundes Leben.* Petersberg: Via Nova, 2012.

Mohr, Paul: *Gesund durch Nahrungsergänzungsmittel: So wirkt die orthomolekulare Medizin.* Zürich: Jopp Oesch, 2002.

Neumayer, Petra: *Multitalent Zink: Gesund, schön und ausgeglichen mit dem lebenswichtigen Spurenelement.* Murnau am Staffelsee: Mankau, 2016.

Oberbeil, Klaus: *Fit durch Proteine: Powernahrung für Fitness und Vitalität.* München: Südwest, 2000.

-----: *Kurkuma: Die heilende Kraft der Zauberknolle.* München: Heyne, 2012.

Pizzorno, Joseph: *Toxine: Die unsichtbare Gefahr. Wie Gifte aus Umwelt, Nahrung und Kosmetik unsere Gesundheit gefährden – und was wir dagegen tun können.* München: riva, 2018.

Runow, Klaus-Dietrich: *Krebs – eine Umweltkrankheit? Risiko minimieren – Therapie optimieren.* München: Südwest, 2013.

Schmid, Reiner: *Gesund werden & gesund bleiben: Die besten Naturheilmittel für Ihre Hausapotheke.* Inning am Ammersee: Verlag Ernährung & Gesundheit, 2008.

Siebrecht, Stefan: *Sanfte Medizin für Ihr Herz: Das Beste aus der Naturheilkunde.* Petersberg: Via Nova, 2015.

Sonnleitner, Katharina; Schmid, Reiner: *Der Darm: Zentrum Ihrer Gesundheit.* Inning am Ammersee: Verlag Ernährung & Gesundheit, 2010.

Spitzer, Nicole und Volker: *Super-Vitamin D: Rundumschutz vor den Krankheiten unserer Zeit: Krebs, Diabetes, Herzkrankheiten, Osteoporose u.v.a.m.* Kirchzarten bei Freiburg: VAK, 2014.

Stanway, Andrew: *Spurenelemente: So helfen Sie Ihrer Gesundheit.* Wiesbaden: Jopp, 1991.

Ulmer, Günter A.: *Das Vitamin, das die Gesundheit organisiert: Vitamin C und Coenzym Q 10.* Tuningen: Ulmer, 1999.

Weidner, Christopher: *Wunderpflanze Zistrose: Die unglaublichen Heilerfolge mit Cystus.* Rottenburg: Kopp, 2011.

Weihofen, Jürgen; Steiner, Marc: *Colostrum: Erstmilch – regelt die Immunkompetenz natürlich*. Troisdorf: Sanoform, 1999.

Wolfe, David: *Chaga: König der Heilpilze*. München: Goldmann, 2014.

Worm, Nicolai: *Die Heilkraft von Vitamin D: Wie das Sonnenvitamin vor Herzinfarkt, Krebs und anderen Krankheiten schützt*. München: riva, 2016.

Artikel

Puja Metha et al. COVID-19: consider cytokine storm syndromes and immune-suppression. The Lancet. 16. März 2020.

Kongsbak M et al. The vitamin d receptor and T cell function. Front Immunol. 2013.

Essen MR et al. Vitamin D controls T cell antigen receptor signaling and activation of human T cells. Nat Immunol 2010.

University of Colorado Anschultz Medical Campus. Vitamin D reduces respiratory infections. ScienceDaily November 2016.

Léonce Kouakanou et al. Vitamin C promotes the proliferation and effector functions of human Υ δ T cells. Cellular & Molecular Immunology. 2019.

Glenview, IL. Readily available drug cocktail may help prevent sepsis shock and deaths. Elsevier Juni 2017.

Richard Z. Cheng et al. Early Large Dose Intravenous Vitamin C is the Treatment of Choice for 2019-vCov pneumonia. Orthomolecular Medicine News Service, 16. Februar 2020.

Wang D et al. Clinical Characteristics of 138 hospitalized patients With 2019 Novel Coronavirus-infected Pneumonia in Wuhan, China. Jama 2020 7. Februar.

Virginia Commonwealth University. Vitamin C therapy linked to better survival rates after sepsis. ScienceDaily 2019.

Jones GD et al. Selenium deficiency risk predicted to increase under future climate change. Proceedings of the National Academy of Sciences 2017.

Aparna P. Shreenath; Jennifer Dooley. Selenium, Deficiency. Stat Pearls. Dezember 2019.

Lutz Shomburg. Dietary Selenium and Human Health. Nutrients 2017.

Olivia M. Guillan et al. Selenium, Selenoproteins and Viral Infection. Nutrients 2019.

Kido T et al. Inflammatory response under zinc deficiency is exacerbated by dysfunction of the T- helper type 2 lymphocyte-M2 macrophage pathway. Immunology 2019.

Scott A et al. Zinc is a potent and specific inhibitor of IFN-λ3 signaling. Nature Communications, 2017.

Ananda S Prasad. Zink in Human Health: Effect of Zink on Immune Cells. Molecular Medicine 2008.

Natürlich immun

Lothar Rink. Zink and the immune system. Cambridge Core. Veröffentlicht online 2000.

Aboubakr, H. A., Nauertz, A., Luong, N. T., Agrawal, S., El-Sohaimy, S. A. A., Youssef, M. M., & Goyal, S. M. (2016). In Vitro Antiviral Activity of Clove and Ginger Aqueous Extracts against Feline Calicivirus, a Surrogate for Human Norovirus. Journal of Food Protection, 79(6), 1001–1012. doi: 10.4315/0362-028x.jfp-15-593.

Chang, J. S., Wang, K. C., Yeh, C. F., Shieh, D. E., & Chiang, L. C. (2013). Fresh ginger (Zingiber officinale) has anti-viral activity against human respiratory syncytial virus in human respiratory tract cell lines. Journal of Ethnopharmacology, 145(1), 146–151. doi: 10.1016/j.jep.2012.10.043.

Read, S. A., Obeid, S., Ahlenstiel, C., & Ahlenstiel, G . (2019). The Role of Zinc in Antiviral Immunity. Advances in Nutrition, 10(4), 696–710. doi: 10.1093/advances/nmz013.

Rolles, B., Maywald, M., & Rink, L. (2018). Influence of zinc deficiency and supplementation on NK cell cytotoxicity. Journal of Functional Foods, 48, 322–328. doi: 10.1016/j.jff.2018.07.027.

Ghneim, H. K., & Al-Sheikh, Y. A. (2011). Effect of Selenium Supplementation on Glutathione Peroxidase and Catalase Activities in Senescent Cultured Human Fibroblasts. Annals of Nutrition and Metabolism, 59(2-4), 127–138. doi: 10.1159/000334069.

Carr, A., & Maggini, S. (2017). Vitamin C and Immune Function. Nutrients, 9(11), 1211. doi:10.3390/nu9111211.

Hemilä, H., & Chalker, E. (2019). Vitamin C Can Shorten the Length of Stay in the ICU: A Meta-Analysis. Nutrients, 11(4), 708. doi:10.3390/nu11040708.

Maxfield L, Crane JS. Vitamin C Deficiency (Scurvy) [Updated 2019 Nov 19]. In: StatPearls [Internet] . Treasure Island (FL): StatPearls Publishing; 2020 Jan-. Available from: https://www.ncbi.nlm.nih.gov/books/NBK493187/.

Harakeh, S., Diab-Assaf, M., Abu-El-Ardat, K., Niedzwiecki, A., & Rath, M. (2006). Mechanistic aspects of apoptosis induction by l-lysine in both HTLV-1-positive and -negative cell lines. Chemico-Biological Interactions, 164(1-2), 102–114. doi: 10.1016/j.cbi.2006.09.005.

Ziteng, Liu & Ying, Ying: The Inhibitory Effect of Curcumin on Virus-Induced Cytokine Storm and Its Potential Use in the Associated Severe Pneumonia. Frontiers in Cell and Developmental Biology, 12. Juni 2020. DOI: 10.3389/fcell.2020.00479.

James C. Costello et al.: Bactericidal Antibiotics Induce Mitochondrial Dysfunction and Oxidative Damage in Mammalian Cells. Science Translational Medicine, 3. Juli 2013: Vol. 5, Issue 192, pp. 192ra85

Glutamin: die unterschätzte Aminosäure. https://www.klinik-st-georg.de/glutamin/ (abgerufen 29.01.2021)

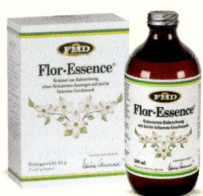
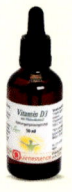
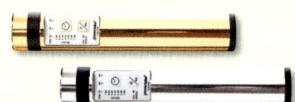
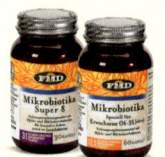
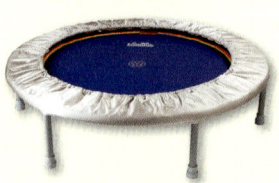
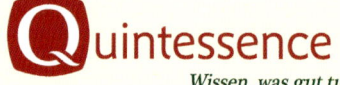

Weitere Titel aus dem Verlag Via Nova:

Sanfte Medizin für Ihr Herz
Das Beste aus der Naturheilkunde
Wirkungsvolle Selbsthilfe
Dr. Stefan Siebrecht

Klappenbroschur, 200 Seiten, 40 farbige Fotos, 22 Abbildungen,
ISBN 978-3-86616-328-7

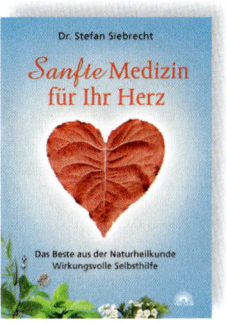

Das Herz ist unser wichtigstes Organ. Ist es gesund, haben wir gute Chancen, im hohen Alter noch fit und vital zu sein. Doch die Realität sieht anders aus. Herz-Kreislauf-Erkrankungen sind die häufigste Todesursache in der westlichen Welt. Dieser wertvolle Ratgeber zeigt Ihnen, wie Sie den Einschränkungen des Lebens durch Herzbeschwerden und dem Schicksal an Herz- und Kreislauferkrankungen zu sterben entrinnen können. Das Buch verbindet traditionelle Naturheilkunde mit dem neuesten Forschungsstand. Der Autor erklärt kompetent und leicht verständlich ganzheitliche Verfahren in der Herztherapie. Sie bekommen Tipps zur wirkungsvollen Selbsthilfe gegen: Bluthochdruck, Arteriosklerose, Herzrhythmusstörungen, Venenleiden und Herzschwäche. Sie lernen die besten Vitalstoffe und Heilpflanzen für Ihr Herz kennen. Auch Stressreduktion, Ernährung, Prävention und die Heilkraft der Liebe kommen zur Sprache. Zusammenhänge sowie Ursachen werden unterhaltsam und spannend vermittelt. Ein wichtiger Ratgeber für Patienten, Therapeuten und Menschen, die gesund bleiben möchten.

Ganzheitlich entgiften und entschlacken
Die 8-Kräuterkur für ein gesundes Leben
Bettina Lindner

4. Auflage

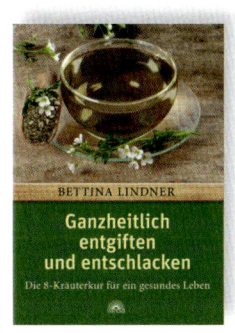

Paperback, 144 Seiten, 30 farbige Fotos, ISBN 978-3-86616-219-8

Tausende haben in den letzten Jahrzehnten hervorragende Erfahrungen mit einem speziellen 8-Kräutertee gemacht. Sogar Schwerkranke verbessern ihren Zustand meist deutlich mit dem Rezept der Ojibwa-Indianer Kanadas, auf deren Wissen diese Kräutermischung beruht. Der Tee ist in der Lage, Krankheiten vorzubeugen oder zu heilen, weil er intensiv entsäuert, entgiftet, entschlackt. Dadurch wird auch das Immunsystem gestärkt. Dieses Buch macht Hoffnung, indem es traditionelles Gesundheitswissen in die heutige Zeit bringt. Es erklärt nicht nur die Entdeckung des Tees vor mehr als 80 Jahren, sondern auch, warum diese spezielle Zusammensetzung der Kräuter so wirkungsvoll ist. Besonders berührend sind die Erfahrungsberichte der Anwender, die aufzeigen, dass die tägliche Vitalität und geistige Frische durch Entgiftung extrem verbessert werden können.

Lichttherapie –
Die Medizin der Zukunft
Einfach und wirkungsvoll
Alexander Wunsch, Gregor Wilz, Anja Füchtenbusch,
Christian Dittrich-Opitz, Thomas Klein, Hans Stormer

Paperback, 216 Seiten, 96 farbige Fotos, 16 Grafiken,
ISBN 978-3-86616-371-3

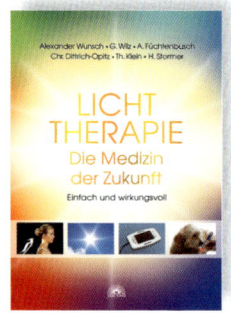

Kaum jemand weiß, dass Licht tatsächlich ein sensationelles
Heilmittel ist, nachweislich wirksam z.B. bei Osteoporose,
Herzinfarkt, Schlaganfall, Bluthochdruck, Autoimmunerkrankungen, psychischen Störungen, Krebs und vielen anderen Krankheiten. Dieses Buch vermittelt übersichtlich
das neueste und aktuellste Wissen rund um die moderne Lichttherapie und all ihrer
möglichen Anwendungen. Zugleich kommen die bekanntesten „Lichttherapeuten", allesamt erfahrene Mediziner, zu Wort und teilen für jeden verständlich ihre fachlichen
Kenntnisse. Erfahren Sie, welche enorme Bedeutung Sonnenlicht für die menschliche
Gesundheit hat und wie wirkungsvoll Sie Licht als Medizin der Zukunft heute schon
ganz bewusst und gezielt bei Krankheiten nutzen können!

Heilen mit Energiemedizin
Wie Sie mit mehr Lebenskraft
länger und gesünder leben
Dr. Dieter Gleich & Reiner Schmid

Klappenbroschur, 148 Seiten, 48 farbige Fotos, 6 Tabellen,
ISBN 978-3-86616-483-3

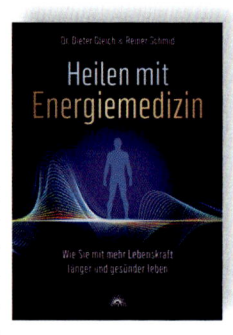

In vielen Kulturen auf dieser Erde ist man von der Existenz
einer universellen Lebenskraft überzeugt. Die Chinesen nennen sie Chi, die Inder Prana, die Polynesier Mana, die Grie-
chen Pneuma. Zu allen Zeitepochen gab es Ärzte, die den en-
gen Zusammenhang von Energie und Gesundheit kannten.
Hippokrates, Galenos, Paracelsus und viele andere wussten,
dass Lebensenergie eine wichtige Säule der Gesundheit ist. Qi Gong und Yoga sind zwei
klassische Beispiele, die zeigen, dass wir durch Übungen den freien Fluss der Energie in
unserem Körper verbessern können. In der Akupunktur geht es primär darum, energe-
tische Ungleichgewichte im Organismus auszugleichen. Sie ist weltweit die bekannteste und akzeptierteste Methode der Energiemedizin. Nach einem spannenden Streifzug
durch die Geschichte werden Pioniere der Naturheilkunde vorgestellt. Sie erfahren, wie
Sie auf einfache Weise die Selbstheilungskräfte Ihres Körpers aktivieren können.